La Médecine

Dans l'Ancienne Auvergne

Notes et Documents

PUBLIÉS PAR

Le Docteur De RIBIER

Médecin consultant à Châtel-Guyon

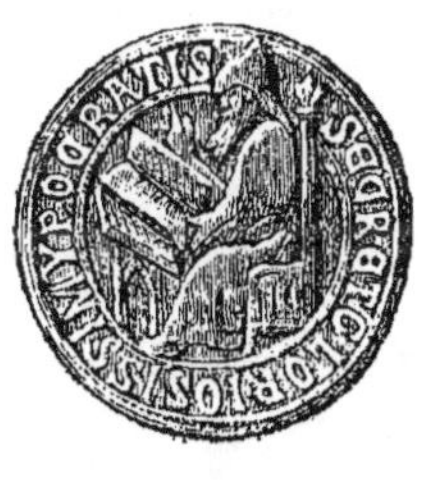

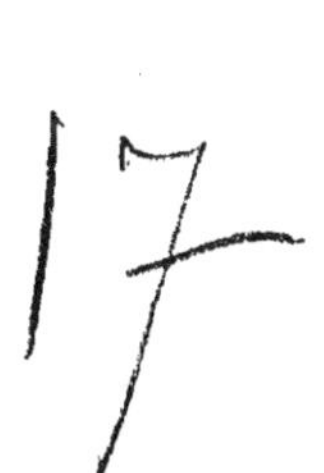

PARIS

HONORÉ CHAMPION

9, QUAI VOLTAIRE, 9

1908

LA MÉDECINE

DANS L'ANCIENNE AUVERGNE

Bibliothèque historique de la France Médicale

La Médecine
Dans l'Ancienne Auvergne

Notes et Documents

PUBLIÉS PAR

Le Docteur De RIBIER

Médecin consultant à Châtel-Guyon

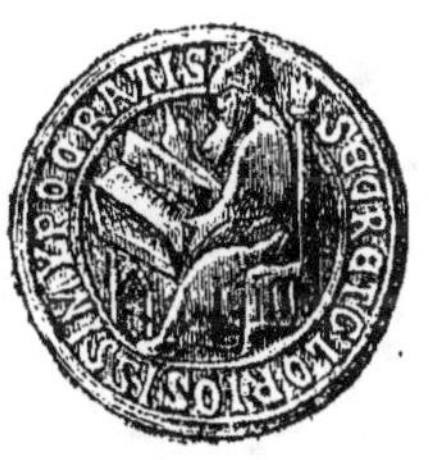

PARIS

HONORÉ CHAMPION

9, QUAI VOLTAIRE, 9

—

1908

LA MÉDECINE
DANS L'ANCIENNE AUVERGNE

NOTES ET DOCUMENTS

Nul plan n'a présidé à la publication de cette plaquette, dont les différents paragraphes ont été publiés, au fur et à mesure de nos découvertes dans les diverses archives. Ils ont presque tous paru dans la *France Médicale*, toujours si gracieusement mise à notre disposition par son aimable directeur, notre excellent ami le docteur Albert Prieur.

Ces pièces sont maintenant sauvées de la destruction, et peut-être un jour serviront-elles à quelques érudits pour écrire l'histoire de la médecine dans notre province.

De plus en plus ce genre d'étude fait des progrès dans le corps médical et depuis la fondation de la Société française d'histoire de la médecine en 1902, nombreuses ont été les thèses dont les sujets relèvent autant, pour ne pas dire plus, de l'histoire que de la docte science d'Hippocrate.

Docteur DE RIBIER

Châtel-Guyon, Août 1908.

La Chirurgie et l'Obstétrique en Auvergne en 1726

(*Documents inédits*)

C'est en septembre 1723 que parut l'édit qui réorganisait les statuts des corporations de chirurgiens dans tout le royaume (1). M. Maréchal, premier chirurgien du Roy (2), qui en avait été l'inspirateur, n'en fut guère satisfait ; l'ordre et la police n'ayant point été rétablis parmi les chirurgiens, il proposa en 1726 un nouveau projet de réglementation. A sa prière M. Dodun (3), contrôleur général, écrivit à ce sujet à tous les intendants, leur envoya le projet, les arguments de M. Maréchal et leur demanda un rapport sur les chirurgiens et les sages-femmes de leurs pro-

---

(1) *Les statuts de la corporation des chirurgiens furent, dit-on, rédigés par Jean Pitard, chirurgien de saint Louis en 1278. — Les deux ordonnances les plus anciennement connues réglementant l'exercice de la chirurgie sont l'une de la fin du XIII° siècle, l'autre de 1301.*

(2) *Maréchal (Georges), né à Calais le 2 avril 1658, mort au château de Bièvre le 13 décembre 1736, premier chirurgien de Louis XIV et de Louis XV, fut anobli le 18 septembre 1711 et contribua beaucoup, avec La Peyronie, à la création de l'Académie de chirurgie.*

(3) *Dodun, marquis d'Herbault, contrôleur général de 1722 au milieu de l'année 1726.*

vinces respectives. C'est cette correspondance échangée
entre M. Dodun, M. Le Pelletier des Forts (1) son successeur et M. de la Granville (2), intendant d'Auvergne, que nous publions aujourd'hui. Elle constitue la
cote 702 de la série C des Archives départementales du
Puy-de-Dôme :

A Marly, le 24 février 1726 (3).

Monsieur,

M. Maréchal, premier chirurgien du Roy, me propose un
arrest par lequel il plaira au Roy ordonner que les édits, déclarations et lettres patentes donnés en faveur du premier
chirurgien de Sa Majesté et de ses lieutenans et commis seront exécutés selon leur forme et teneur, en conséquence
que les lieutenans et commis du premier chirurgien exerce-
ront leur commission sans y être troublés directement ni
indirectement par les juges de police sous prétexte du deffaut
pour raison de prestation de serment ou de payemens d'aucuns droits du même serment, à peine de tous dépens, dommages et interests envers les officiers troublés.

Ordonner que le premier chirurgien aura le droit d'établir
un lieutenant et un greffier dans chacune ville du Royaume
où il y aura communauté, dans les mêmes lieux où il a été
étably des chirurgiens jurés royaux quoyque la ville ne res-
sortisse point neuement és cours de parlement, dérogeant à
cet égard à la disposition de l'édit du mois de septembre 1723,
pour jouir par lesdits lieutenans commis des mêmes droits,
privilèges, émolumens et jurisdiction sur les lieux dépen-
dans de leurs ressorts, que ceux qui ont été accordés par le
même édit aux lieutenans des autres villes du Royaume.

_____

(1) *Le Pelletier des Forts succéda à Dodun et resta contrôleur
général jusqu'en 1730.*

(2) *Julien-Louis Bidé de la Granville, né le 4 mai 1688, seigneur de la Granville, conseiller du Roy en ses conseils, maistre
des requestes ordinaires de son hôtel, intendant de justice, police et finances en la généralité de Riom et province d'Auvergne
de 1723 à 1730.*

(3) *Il y a écrit dans l'angle gauche de la page : Reçue le 1er may.
f. rép. le 8 juillet.*

Ordonner qu'à commencer du jour de l'arrest qui interviendra les aspirans qui voudront s'établir dans un village
composé de cent feux ou environ, après avoir fait aparoir de
deux années d'aprentissage chez un chirurgien, ou service
dans les hôpitaux pendant lesdits tems subissent un seul examen de trois heures sur les faits les plus essentiels qui arri-
vent à la campagne, sur les principes de la chirurgie, sur le
général de la saignée, des playes, ulcères, apostumes et médicamens, et seront receus s'ils sont trouvés capables par le
lieutenant et autres qui doivent se trouver audit examen en
payant 55 l. 10 s. seulement pour tous droits, sçavoir : 25 l.
au lieutenant du premier chirurgien, au greffier 12 l. 10 s.,
aux autres examinateurs 10 l., et 3 l., au médecin et 5 l.
pour la bourse commune.

Ordonner que les aspirans pour les bourgs et bourgades
où il y a depuis 200 jusqu'à 300 feux justifieront d'un
pareil aprentissage de deux années au service dans les hôpitaux et subiront deux examens, l'un de chirurgie, de la saignée, des blessures, playes et médicamens, et l'autre d'anatomie, et seront receus s'ils sont trouvés capables en payant
90 l. sçavoir au lieutenant 40 l., au greffier 24, aux autres
examinateurs 17 l., au médecin 3 l. et à la bourse commune
10 l.

Et que les aspirans qui voudront s'établir dans les autres
lieux plus considérables et même dans les lieux où il n'y a
point de communautés, justifieront pareillement d'un aprentissage de deux années et subiront trois examens, le premier
d'anatomie et d'ostéologie, le second des fractions et luxations, et le troisième des blessures et pansemens et seront
receus s'ils sont jugés capables en payant 136 l. sçavoir : au
lieutenant 60 l., au greffier 30 l., aux autres examinateurs
20 l., à la bourse commune 20 l. et au médecin 6 l.

Faire défenses de prendre de plus grands droits à peine de
concussion et restitution du quadruple sous tel prétexte que
ce soit.

A l'égard des aspirantes à l'art des accouchements qu'aucunes ne seront admises qu'elles ne soient de bonne vie et
mœurs (ce qu'elles seront tenues de justiffier par le certifficat
du Curé et du Juge des lieux) et qu'elles ne soient interro-

— 4 —

gées par le lieutenant du premier chirurgien ou autre sur
led. art, et que si elles sont jugées capables elles soient
reçeues en payant savoir pour les lieux de la première
classe 15 l., sçavoir au lieutenant 6 l., au greffier 3 l., aux
examinateurs 3 l. et au médecin, 3 l., pour les lieux de la
seconde classe, 20 l., sçavoir : 8 l. au lieutenant, 4 l. au
greffier et 5 l. aux autres examinateurs, et au médecin
3 l., et à la bourse commune 3 l., et à l'égard des villes
où il y a communauté composée de plusieurs chirurgiens
50 l., sçavoir : 16 l., au lieutenant, 8 l., au greffier, 10 l.,
aux autres examinateurs et 13 l. pour la bourse commune
et au médecin pour sa présence et assistance 3 l. (1).

Ordonner pareillement que les aspirans à la chirurgie et
les sages femmes du ressort village et petite ville où il
n'y a point de communauté se feront recevoir pardevant le
lieutenant du premier chirurgien ainsy qu'il se pratique à
Paris dans la banlieue Prévosté et Vicomté, en y appellant
un prévost et deux maîtres et le médecin du lieu.

Comme aussy qu'il sera incessamment dressé des statuts
par le premier chirurgien qui régleront l'exercice de la chirurgie, le tems de l'apprentissage et des épreuves des aspirans, les droits, fonctions et privilèges des lieutenans et
commis, pour après avoir été approuvés et enregistrés ès-
cours, estre observés dans toutes les communautés des
chirurgiens du royaume à l'exception des communautés des
villes qui sont composées de douze chirurgiens et au
dessus, sans déroger aux anciens usages qui ne seront
point contraires.

Avant de proposer au Conseil le règlement demandé j'ay
cru devoir m'éclaicir avec vous sur ce qui s'est pratiqué
avant la création des chirurgiens-jurés lorsque les lieutenans et greffiers du premier chirurgien subsistoient et depuis la création des dits offices de chirurgiens-jurés :

1° Si ces lieutenans et greffier prestoient serment devant

____

(1) *Les Sages-femmes ou matrones constituaient une communauté placée sous la surveillance des chirurgiens. — Elles prê-
taient serment de ne fournir aucune drogue capable de provo-
quer l'avortement et de demander le secours des Maîtres de l'art
dans les accouchements difficiles.* (Chéruel, Dict. des institutions
de la France.)

les officiers de police sur les commissions qui leur étoient données par le premier chirurgien, et si les chirurgiens-jurés ont fait cette même prestation ;

2° Dans quels lieux les lieutenans étoient établis et s'il y en avoit dans d'autres villes de votre département que celles où y a Archevesché, Evesché, Parlement, Chambre des comptes, Cour des aydes, Présidial, Bailliage et Sénéchaussée ressortissante neuement ez-Cours, et dans quelles villes les chirurgiens-jurés ont été établis, soit réunis aux communautés, soit par levés des particuliers ;

3° De quelle manière se faisoient les actes et expériences des aspirans pour les lieux distingués dans les différentes classes proposées par M. Maréchal, comme aussy les actes et examens des aspirantes à l'art des accouchemens. Ensemble les droits que les lieutenans du premier chirurgien percevoient pour les réceptions des aspirans et aspirantes et ceux qui ont été perçeus par les chirurgiens-jurés et les médecins royaux depuis leur création. J'ay examiné les règlemens qui m'ont été remis par M. Maréchal avec le projet d'arrest proposé, je n'en trouve aucun pour les épreuves et expériences des aspirans en chirurgie et aspirantes à l'art des accouchemens pour les différentes classes qu'il établit et aucune classe pour les droits des lieutenans et chirurgiens-jurés.

Suivant un règlement de 1671, les lieutenants du premier chirurgien étoient en droit de recevoir 71 l. indistinctement pour toutes sortes d'endroits, comme le greffier 27 l. 10 s. Les droits des chirurgiens jurés ont été réglés sur ce pied par l'édit de leur création. Par les statuts de Versailles dont l'exécution est ordonnée par l'édit du mois de septembre 1723, dans toutes villes jusqu'à ce que les communautés ayent proposé des statuts les droits du lieutenant sont fixés à 105 l. et ceux du greffier à 41 l. non compris les autres droits de médecin, examinateurs et bourse commune ; sur toutes ces circonstances je vous prie de vouloir bien voir ce qu'il convient ordonner sur les vues que M. Maréchal me parroist avoir pour fixer les droits de ses lieutenans les proportionnant à la grandeur et l'importance des lieux où les aspirans voudront s'établir pour empêcher ses lieutenans de surcharger les aspirans en leur faisant payer 100 l. à 200 l. et plus pour leurs réceptions.

A l'égard des statuts que M. Maréchal propose pour régler l'exercice de la chirurgie et tems de l'apprentissage et des épreuves des aspirans et les droits privilèges et fonctions de ses lieutenans : Je vous prie pareillement de vouloir bien examiner et me donner votre avis de ce qu'il convient ordonner à ce sujet ; je vous envoye copie des observations de M. Maréchal qui servent des motifs à sa proposition pour vous mettre plus au fait de sa demande ; je suis,

Monsieur,

Votre très humble et très affectionné serviteur.

Dodun.

Observations de M. Maréchal.

Depuis l'édit du mois de septembre 1723 il n'a pu rétablir le bon ordre, la police et la discipline dans la chirurgie ny réprimer les abus.

1° Les officiers de police troublent les lieutenans et greffiers du premier chirurgien dans leurs droits, prétendant qu'ils ne peuvent exercer leurs commissions sans avoir préalablement prêté serment entre leurs mains ; pour laquelle prestation ils veulent exiger des droits considérables qui n'ont jamais été payés et qui ne sont point deus, parce que les lieutenans représentants le premier chirurgien et ayant les mêmes droits que luy ne doivent preter serment non plus que le premier chirurgien qui ne le doit prêter et ne le preste entre les mains d'aucun juge ;

2° Le temps d'aprentissage, le nombre, et la forme des expériences pour parvenir à la Maîtrise de Chirurgie n'ont point encore été réglés surtout à cause des aspirans qui se font recevoir pour les bourgs, villages et villes où il n'y a point de communautés de chirurgiens ;

3° Il est nécessaire de fixer le nombre et la forme des épreuves des aspirans pour leur donner la facilité de s'établir en ne les obligeant qu'à des épreuves proportionnées à la capacité qu'ils doivent avoir et pour empêcher en leur donnant la facilité convenable toute autre personne de se mêler de la chirurgie, comme il arrive faute de chirurgiens ;

4° La restriction faite par l'édit qui ne permet au premier chirurgien que de nommer un lieutenant et un greffier dans chaque ville où il y a archevesché, évesché, chambre des comptes, cour des aydes, présidial, bailliage ou sénéchaussée ressortissant nûement aux cours, se trouve causer un empechement considérable à l'établissement de la police, parce qu'il y a plusieurs villes qui ressortissent nûement aux cours où il n'y a que deux ou trois chirurgiens qui ne sont point en état de former une communauté, et qu'au contraire il y a des villes qui ne ressortissent pas nûement ez-cours où il y a un nombre de chirurgiens suffisant pour former une communauté et qui la forment en effet, où il convient établir un lieutenant et un greffier et que d'ailleurs le ressort par sénéchaussée est trop étendu pour que ses lieutenans puissent veiller à réprimer les abus ; enfin qu'il est indispensable d'établir des lieutenans ainsy et de la même manière que les chirurgiens-jurés ont été établis et dans les mêmes lieux.

5° Pour éviter toutes les difficultez qui pouroient survenir à l'occasion des droits des lieutenans, du greffier et des chirurgiens, il est indispensable de les fixer et de les rendre uniformes.

6° Comme il est impossible que toutes les communautés conviennent des mêmes règles pour l'uniformité des exercices de la chirurgie et que d'ailleurs, depuis l'Edit de septembre 1723, il a été impossible de les engager à faire des statuts, il est indispensable pour le bon ordre d'établir des règles uniformes.

L'intendant gardant le silence, nouvelle lettre de M. Dodun :

A Versailles, le 31 mai 1726 (1).

Monsieur,

Je vous ay écrit le 24 février dernier au sujet de l'arrest que propose M. Maréchal, premier chirurgien du Roy, pour

(1) *Il y a écrit dans l'angle gauche de l'original de cette lettre : Reçu le 6 juin. — Fait réponse le 8 juillet.*

établir une police et discipline dans les communautez des maîtres chirurgiens du Royaume et je vous ai demandé votre avis. M. Maréchal me sollicite vivement pour faire décider cette affaire, ce qui m'est impossible faute de votre réponse. Je vous prie donc, Monsieur, de vouloir bien m'envoyer, le plus promptement que vous pourrez, les éclarcissemens que je vous ay demandé. Je suis,

    Monsieur,

Votre très humble et très
affectionné serviteur,

Dodun.

M. de la Granville s'en était occupé cependant, et le 10 mai 1726 il avait adressé la lettre ci-après à Messieurs les subdélégués (1) :

---

(1) *Et sans doute aussi aux autres subdélégués de : Montaigut, Maringues, Bort, Besse, Ardes, Ambert, La Chaise-Dieu, Langeac, Chaudesaigues et Murat, dont les réponses manquent.*

Il y avait aussi des corporations de chirurgiens, qui chacune avait sur sa bannière son armoirie particulière :

Montferrand : d'or, à un saint Côme et un saint Damien de carnation, vêtus de robe de sable, tenant le premier une boîte couverte de gueules et l'autre une spatule d'azur.

Ambert : D'azur, à un saint Côme et un saint Damien d'or, tenant l'un une boîte et l'autre un scalpel fermé.

Allanche : D'argent à deux lancettes de sable posées en fasce et accompagnées en chef d'une étoile d'azur et en pointe de trois tourteaux de gueules 2 et 1.

Blesle : D'or à un mortier de sable, surmonté d'une lancette du même.

Langeac : Semblable à celle de Blesle.

Saint-Germain-Lambron : D'azur à un saint Côme et à un saint Damien d'or, ayant la tête nue.

Sauxillange : Même bannière que la précédente.

Voir, pour toutes les armoiries des communautés de chirurgiens citées dans cet article : l'Armorial de d'Hozier. Bibl. Nat., ms. fr. 31,195, et Bouillet, Histoire des communautés en Auvergne avant 1789.

C'est une ordonnance de 1467 qui pour la première fois donna des armoiries aux corporations.

De Sadourny,	à Aurillac.
Rochette,	à Brioude.
Vassadel,	à Clermont-Ferrand.
Guérin,	à Issoire.
De Montjoly de Courbou-let,	à Mauriac et à Salers.
Caraud,	à Riom.
Tassy de Montuc,	à Saint-Flour.
De Sastiers,	à Thiers.
Boyer de la Salle,	à Viverols.

A C., ce 10 may 1726.

Je vous envoye, Monsieur, un petit mémoire en marge duquel vous mettrez votre réponse, vous me ferez plaisir de me le renvoyer incessamment, c'est une chose dont vous pouvez être informé dans l'instant, et qui vous sera bien facile n'ayant qu'à mettre la réponse à chaque article.

Je suis..., etc...

A cette lettre était joint le questionnaire suivant:

1° Dans quelles villes de votre département il y a eu des lieutenans et des greffiers de M. le premier chirurgien du Roy?

2° Si ces lieutenans et greffiers ont presté serment devant les juges de police?

3° Si, depuis la suppression de ces lieutenans et greffiers, les chirurgiens-jurés royaux ont aussi presté serment devant les juges de police?

4° Comment ces lieutenans procédoient à la réception des maistres chirurgiens tant des villes que de la campagne et quels droits ils prenoient?

5° Comment les chirurgiens-jurés royaux y procèdent actuellement et quels droits ils prennent?

6° Quel est l'usage qu'on observe pour les sages-femmes, si on les assujettit à des examens, et quels droits de réception on prend?...

Les réponses des subdélégués ne se firent pas attendre; je les donnerai à la suite de la lettre que l'intendant écrivait à ce sujet le 8 juillet 1726 à Monsieur des Forts.

A P., ce 8 juillet 1726.

M.

M. Dodun m'avoit fait l'honneur de m'écrire le 24 février dernier au sujet d'un nouveau règlement que propose M. Maréchal, premier chirurgien du Roy, pour rendre tous les règlemens de la chirurgie uniformes dans tout le royaume. M. Dodun souhaitoit sçavoir avant de faire ce règlement quels avoient été les usages pratiqués dans toutes les provinces au sujet des réceptions des chirurgiens et sages-femmes tant à la ville qu'à la campagne.

J'ay l'honneur, Monsieur, de vous envoyer un mémoire qui contient les demandes qu'avoit fait M. Dodun et les réponses que j'ay mises en marge sur ce qui s'est pratiqué dans les principales villes de ma généralité.

Au surplus je pense comme M. Maréchal qu'il est à propos d'avoir une attention infinie à la réception des chirurgiens et des sages-femmes tant à la ville qu'à la campagne, je crois qu'il est très utile qu'il y ait des lieutenans dans plusieurs villes, mais je pense que cela pourroit se borner à celles où il y a des élections.

Quant aux droits il est du bien public de les modérer le plus qu'il sera possible et surtout pour les chirurgiens de la campagne qui seroient hors d'état de payer les sommes proposées par M. Maréchal.

Je suis... etc...

RÉPONSES DES SUBDÉLÉGUÉS (1)

A Aurillac (2). — Les anciens chirurgiens n'ont jamais

---

(1) *Elles sont rapportées à peu près en entier.*

(2) Ces renseignements furent donnés à M. Sadourny par maître Olivier Viguier, chirurgien à Aurillac, dont les armes sont inscrites à l'armorial de d'Hozier : *d'argent à un olivier arraché de sinople fenestré en pointe d'une bécasse de sable dans une rivière d'azur* (tome II, n° 8, du bureau particulier d'Aurillac).

entendu dire qu'il y eust dans laditte ville, ny dans l'election aucune charge de lieutenans ou de greffier de M. le premier chirurgien du Roy. — Pas de chirurgien juré. — Il n'y a pas de maistrise de chirurgien ny d'aucun art ny mestier dans la ville ny dans l'élection. — Il suffit de se faire inscrire dans la confrérie de Saint-Commès, de payer trois livres à laditte confrérie, et voyla un maistre chirurgien reçeu (1) ! A la campagne il ny a aucune cérémonie, est maistre qui veut, et de tel mestier qu'il luy plait. — On ne fait aucun examen des sages-femmes, elles s'érigent d'elles-

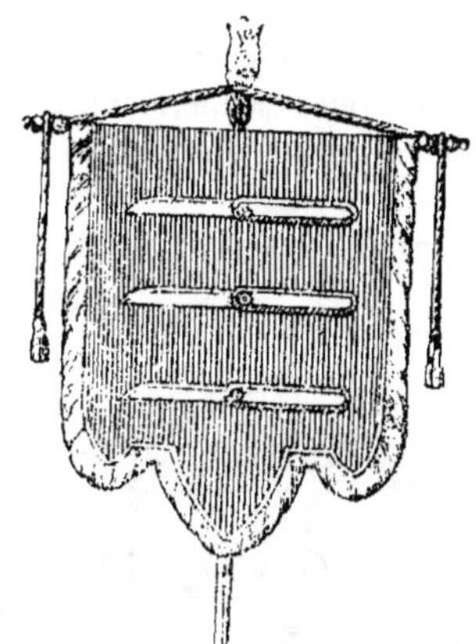

Bannière des chirurgiens d'Aurillac.

mêmes dans cette profession, soit à la ville, soit à la cam pagne.   Signé : SADOURNY.

A BRIOUDE (2). — La communauté des chirurgiens de cette ville a acquis deux offices de chirurgiens jurés le 4 juillet 1693, en exécution de l'édit de novembre 1692. — Un médecin assisté de deux chirurgiens examinoit les candidats.

---

(1) La communauté des chirurgiens d'Aurillac portait *de gueules, à trois rasoirs d'argent posés en fasce.*

(2) La communauté des chirurgiens de Brioude portait : D'or à un saint Côme et un saint Damien de carnation, vêtus de longues robes de sable, tenant, celui de droite une spatule ouverte d'argent, celui de gauche une boîte couverte de gueules.

Le nouveau reçu prêtoit serment devant le juge de Brioude, et payoit comme droit d'examen 6o livres au médecin et aux chirurgiens. — Les habitans prioient un médecin d'examiner la sage-femme sans autre cérémonial.

• Signé : ROCHETTE.

A CLERMONT. — Avant l'édit de création de deux chirurgiens-jurés royaux, il y avoit un lieutenant de M. le premier chirurgien, nommé par M. Félix (1); ce lieutenant François Fressanges est encore vivant. — Il dut prêter serment devant le lieutenant général de la ville; comme l'ont fait depuis les chirurgiens-jurés qui payent en plus des droits.

Il ny a jamais eu de greffier à Clermont, la communauté des chirurgiens nomme un de ses maîtres pour remplir cette fonction.

Le lieutenant, quatre maîtres et un médecin examinoient

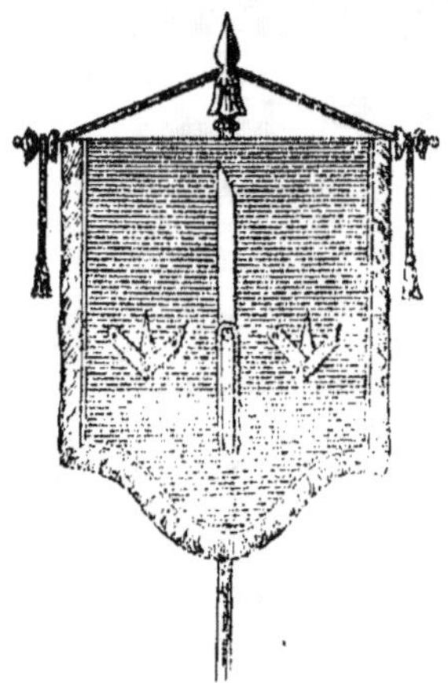

Bannière des chirurgiens de Clermont-Ferrand.

les aspirants. Le médecin et le lieutenant touchoient chacun trente livres et les quatre autres trente sols. Les fils des

(1) Charles-François Félix, premier chirurgien du Roi, avait succédé dans cette charge à son père François Félix en 1676; il mourut en 1703.

maîtres ne payoient que la moitié des droits ; il y avoit sept actes (1).

Les aspirans de la campagne étoient examinés deux fois seulement en présence d'un médecin par le lieutenant et deux maîtres. Les deux premiers touchoient chacun un écu par acte et les 2 maîtres chacun quarante sols. Les sages-femmes de la ville subissent aussi deux examens devant les jurés et les maîtres en présence de M. le médecin et payent les mêmes droits. Au reste la communauté des maîtres chirurgiens de Clermont est de douze membres (2). Enfin cette communauté a de forts bons statuts duement omologués.

Signé : REDON, SÉDILLOT.

A ISSOIRE (3). — Les charges de chirurgiens-jurés royaux ont été créées ; mais elles n'ont jamais été levées. Point de jurande ; les chirurgiens examinent en présence du lieutenant de police ; ils prêtent serment.

Pour les sages-femmes elles sont très rares et l'on est obligé de se servir de la première venue.

Signé : GUÉRIN.

A MAURIAC. — Il ny a jamais eu ni lieutenant ni greffier. — En 1692 le sieur Claux, de la ville de Salers, fut pourvu de l'office de chirurgien-juré ; il paya 300 l. et prêta serment devant les officiers du bailliage. Le nommé Setin, de Mauriac, fut aussi pourvu du même office ; mais comme il est mort depuis un très long tems, on n'a pu sçavoir s'il prêta serment devant le juge de police, ou devant le bally d'Aurillac. — Le sieur Claux ne procède à aucune réception. On n'observe aucun usage pour les sages-femmes et on ne les assujettit à aucun examen, cela n'a lieu que dans les villes où il y maîtrise et jurande.

Signé : MONJOLI.

A RIOM. — Il n'y a eu de lieutenans et greffiers que dans

---

(1) *Epreuves*.

(2) Ils portaient : *D'azur à un rasoir ouvert, en pal d'argent, emmanché d'or, accosté de deux lancettes du même.*

(3) Les chirurgiens d'Issoire portaient : *D'azur à une tortue d'or.*

la ville de Riom ; n'en ayant jamais été étably à Maringues
et à Montaigut (1). Ils ont presté serment devant les juges de
police. Après la ditte suppression, les offices de jurés-chi-
rurgiens royaux ayant été créés par l'édit du mois de février 1692 et réunis à la communauté de chirurgiens par
arrest du 3 mars 1693, les chirurgiens de la d. ville de
Riom payèrent 1600 l. pour les finances desd. offices, ils
l'ont exercé depuis led. temps alternativement d'année en
année, quelques-uns ont presté le serment devant les juges
de police, d'autres ont négligé de le faire. Les lieutenans
procédoient à la réception des maistres en chirurgie après
un examen et prenoient pour droit de réception dans la ville
150 l. et dans les campagnes 75 l. — Actuellement ils procèdent de même ; mais ils ne reçoivent pas de chirurgiens
de la campagne parce que le droit de les examiner et de les
recevoir leur est contesté. — Les médecins de la ville de
Riom et les chirurgiens-jurés royaux examinent les sages-
femmes qui se présentent pour servir dans la ville, et ils
les reçoivent lorsqu'ils les trouvent capables ; ils n'ont pris
aucuns droits pour la réception de celles qui servent actuellement quoiqu'ils prétendent estre en droit de prendre 20 l.
pour chaque réception. Ils n'examinent ny ne reçoivent
celles de la campagne parce que ce droit leur est contesté.

Signé : CARAUD.

A SAINT-FLOUR. — Il n'y a jamais eu des lieutenans et
des greffiers de M. le premier chirurgien du Roy dans
Saint-Flour ny autre endroit de mon département et tra-
vaille qui veut sans qu'on leur demande rien. Il n'est point
dans ce pays de sage-femme que l'on ait assujettie à des
examens et certaines que l'on a vu faire ce métier sont
appellées quand on a besoin.

Signé : TASSY DE MONLUC.

---

(1) Les chirurgiens de Riom portaient sur leur bannière : *D'argent, à trois lancettes de sable posées 2 et 1.*

Ceux de Maringues : *D'or, à trois lancettes de sable posées 2
et 1.*

Ceux de Montaigut : *D'azur à un saint Côme et un saint
Damien d'or.*

A Thiers. — Le subdélégué M. de Sastiers étant malade, c'est M. de Merville qui envoie les réponses au questionnaire de l'intendant, pour Thiers, Lezoux et Courpières. Il
n'y a jamais eu dans la ville de Thiers de lieutenans ny de
greffiers de M. le premier chirurgien du Roy. — Les charges de chirurgiens-jurés n'ont point été levées pour la ville
de Thiers ; mais les maîtres chirurgiens et apoticaires (ces
deux arts estant exercés par les mêmes maîtres) payèrent
une taxe de 250 l. et les deux sols pour livres, en l'année
1693, moyennant quoy ils ont été authorisés à faire corps et
communauté ; mais ils ne prestoient aucun serment avant
l'année 1710, en laquelle ils ont fait enregistrer en la cha-
tellenie de Thiers leurs Règles et Statuts. — Ceux qui se
font recevoir aux deux arts réunis de chirurgie et pharmacie sont examinés par les médecins et les anciens maîtres,
qui, après les examens et des chefs-d'œuvre, les reçoivent
maîtres, moyennant 50 l. pour la communauté, 3 l. pour le
médecin qui préside, 2 l. pour chaque maître juré et 20 sols
pour chacun des autres maîtres. Ensuite ils prestent serment entre les mains du châtelain où de son lieutenant sur
les conclusions du procureur d'office qui ont assisté aux
examens et chefs-d'œuvre et qui ne prennent pour tous
droits que 13 l. en tout. — Il n'y a d'autres sages-femmes
que celles qui ont la témérité d'exercer une profession si
difficile et si nécessaire sans en avoir la moindre connaissance. On ne les assujetit à aucun examen ; et elles en font
la profession sans payer aucun droit comme elles n'ont
aussy d'autres privilèges que celuy de faire périr impuné-
ment par leur ignorance et leur malhabileté un nombre
infiny d'enfans et de mères.

Lezoux. — Il y a quelques chirurgiens sans maîtrise, qui
ne se font point recevoir par les anciens maîtres, et qui ne
prestent point serment. — Il ny a jamais eu de lieutenans
ny de greffiers de M. le premier chirurgien du Roy. On ne
fait subir aucun examen, ny payer aucun droit aux personnes qui font la profession de sages-femmes.

A Courpière. — Il ni a point eu de lieutenans ni de greffiers de M. le premier chirurgien du Roy. Il y a quatre chirurgiens lesquels ont payé 200 l. en 1693 pour l'office de

juré-chirurgien royal créé pour leur ville ; mais ils n'ont jamais presté serment ny suby aucun examen. Les sages-femmes y font leur profession sans subir examen, et sans payer aucun droit.

Signé : DE MERVILLE.

A VIVEROLS. — Les sages-femmes s'érigent d'elles-mêmes et ne subissent aucun examen.

Signé : BOYER DE LA SALLE.

L'arrêt proposé par M. Maréchal fut-il promulgué ? Je l'ignore, et M. Alfred Franklin dans son étude sur les chirurgiens n'en parle point (1).

Une ordonnance royale du 23 avril 1743 restitua aux chirurgiens tous les droits que leur avait enlevés l'Edit de 1660. A partir d'alors les *Barbiers-perruquiers* et les *Barbiers-barbants* ayant été séparés des chirurgiens, nul ne peut être reçu maître chirurgien s'il ne possède un diplôme de maître ès-arts. Les chirurgiens sont désormais membres de l'Université et jouissent de tous les privilèges attachés à ce titre.

---

(1) A. Franklin, *la Vie privée d'autrefois : Les chirurgiens* page 177. Paris, 1893.

Poitiers. — Imprimerie BLAIS et ROY, 7, rue Victor-Hugo.

Les Eaux minérales au XVIIe siècle

Une ordonnance de 1613

L'ordonnance dont je donne plus bas le texte, est écrite en latin et signée de trois médecins et d'un chirurgien de Lyon; c'est à proprement parler, une attestation donnée à une religieuse du couvent de Saint-Pierre de Lyon, pour obtenir de quitter son cloître, afin de faire une cure aux eaux minérales de Sainte-Marguerite près Vic-le-Comte (Puy-de-Dôme), et de là aller à Aix en Savoie si c'est nécessaire.

Nobilitatis et pietatis eximiæ virgo, jam a multis annis frequentissimis tormentibus quæ etiam colici doloris æmula sunt, atrociter exercetur. His accedit diarrhœa importuna nimium sœpe recurrens, flatus multi ventriculum distendentes : uno verbo naturalis œconomiæ magna perturbatio.

Hæc, ut arte superarentur multa hactenus presidia (sed parum utiliter) adhibita fuerunt : quapropter censuerunt doctores medici, aquarum mineralium Villæcomitum(2) usum ægrotanti opportunum et necessarium futurum, ut, earum potu, viscera intemperata et obstructiones contumaces emendentur. Atque adeo judicant medici, ubi per earum aquarum usum convenientum legitimæ temperiei restituta fuerint viscera, esse tandem

(1) Archives du Puy-de-Dôme : série B. Présidial.
(2) Vic-le-Comte.

ducendam ægrotantem ab balnea Aquensia (1) quæ in agro Camberiacorum scaturiunt, ut, ab illis suum cuique parti robur afflectus et ventriculi uteri intestinorumque frigiditas opprime corrigatur.

Hæc, ut ita sentiunt doctores medici Lugdunenses, ita et sententiam suam proprio chirographo conformant.

Lugduni anno salutis 1611 martii 27ª.

FOURNERIUS, *doctor medicus*.

E. MARCELLIN. SARRAZIN, *D. M.*

LUCAS, *chirurgicus*.

(Au dos de cette pièce est écrit : *Attestation de médecins pour aucune dame malade de Saint-Pierre*).

Une réclame de Dentiste
à Clermont-Ferrand vers 1750 (2).

La lecture du document qui suit prouve que le charlatan « arracheur de dents et de gencives en même temps » ne date pas d'hier. Ce petit carré de papier imprimé, avec entête aux armes de France, m'a paru intéressant à publier à titre de curiosité.

PAR LA PERMISSION DE MESSIEURS LES MAGISTRATS DE CETTE VILLE *(Clermont-Ferrand)*.

MESSIEURS ET DAMES :

Le sieur PELLETIER dentiste, qui a travaillé avec succès et application dans toutes les Villes où il a passé,

(1) Aix-les-Bains).
(2) Archives du Puy-de-Dôme : série B. Présidial.

vous offre tous les secours que l'on peut attendre d'un homme aussi expérimenté que lui : il nettoïe les Dents si elles ont du tartre, les blanchit si elles sont noires, les répare si elles se gâtent sur le devant ou sur les côtés, les plombe si elles sont creuses, les égalise si elles ne sont pas égales, les raffermit si elles branlent, enfin les tire de même que les sur-dents, racines et chicots. Il distribue |le vrai Corail en poudre et un opiat pour entretenir les Dents propres et les gencives saines en s'en frottant une fois la semaine avec une éponge préparée : un Elixir antiscorbutique qui, en rétablissant les gencives, entretenant les Dents propres, en calme en même temps les douleurs et les fluxions. Une essence qui seule suffit pour blanchir les Dents en s'en frottant avec une éponge qui en soit imbibée ; il en met d'artificielles qu'il arrange avec des fils et pivots d'or ou autrement. Il possède les cosmétiques les plus parfaits ; il guérit entièrement les boutons et les rougeurs et fait passer les taches de rousseur, et possède tout ce que l'on peut désirer de meilleur pour remettre la peau du visage dans son état le plus parfait.

Il a un secret immanquable pour guérir les cors des pieds. Les personnes du Sexe qui ne voudraient pas s'adresser à lui peuvent assurément se confier à son Epouse, dont elles seront aussi satisfaites que de lui, et l'on trouvera chez eux tout ce que l'on pourra désirer des personnes de leur état. Il possède plusieurs secrets dont il fera participants ceux qui l'honoreront de leur confiance.

Ils sont logés chez : *M. Vernoy, md. épicier, rue de la grande Boucherie, près de la poste au lettre* (1).

____

(1) Toute cette phrase est écrite à la main.

Les honoraires d'un Chirurgien auvergnat
au début du XVIII° siècle

Le mémoire suivant a été rédigé par maître Gaston, qui exerçait la chirurgie à Laroquebrou, en l'an de grâce 1733 ; et je ne résiste pas au plaisir de le publier dans toute sa saveur :

Mémoire des drogues et médicamens que j'ai fourny à feu Monsieur de Laporte (1) de la Ségalassière, dans sa dernière maladie :

5 novembre 1733

« J'ay été à Beaudésert le trente janvier et y ay resté jusques au six février ; dans ce tems là j'ay fourny les drogues suivantes :

Premièrement un lavement ; une once cocolico sebestes régalisse.

Plus le 31 janvier, un lavement, une potion cordiale, six onces pavot blanc, et sur le soir une seignée et une autre potion cordiale.

Du premier février, une médecine, huit sols d'argent que j'ay fourny pour des pots de terre, un lavement et un jeulep.

Du 2°, un lavement, une seignée au pied.

Du 3°, un lavement, deux onces cocolico pour faire la tisane et le sirop.

Du 5°, un lavement.

Du 6°, un lavement.

---

1. Pierre de la Porte, écuyer, seigneur de Beaudésert, fils d'Antoine et de Léone de Ribier, né le 18 février 1692, mort le 8 février 1733.

Du 7ᵉ, une once cocolico jejubes cebestes, un jeulep demy once christal minéral, une potion cordiale demy once, confection (1). »

Le malade meurt le 8 et Gaston touche trente-deux livres et dix-huit sols, ce dont il se déclare fort satisfait.

Neuf jours de présence continue, six lavements et une purge en sept jours. Ce n'était vraiment pas cher !

Une note d'Apothicaire d'Aurillac
en 1747 (1)

Monsieur Dubois, chanoine, doit du 25 octobre 1747 :

Deux onces vin émétique . . . . . . 5 sols.

Plus du soir un lavement carminatif et
et purgatif . . . . 10 sols.

Plus deux dragmes camphre . . . . 10 sols.

Du 26 : Un demi quart de ptisanne pur-
gative composée suivant l'ordonnance,
avec cinq dragmes senné, deux dragmes
et demy de manne et huit gros tartre
stibié . . . . 2 l, 6 s, 6 d.

Du 29 : 18 gros tartre stibié délayé dans
une panque d'eau . . . . 3 sols.

Plus du soir une potion comp. avec les

(1) Cette note nous a été fort obligeamment donnée par un de nos érudits collègues de la Société de la Haute-Auvergne, M. Jean Delmas, d'Aurillac.

eaux de chicorée, de roses, la confection
d'hyacinthe, le corail, les yeux d'écre-
visses et le sirop de capillaire. . . .   15 sols.

Du 12 novembre une dragme pilules
cochées . . . .   10 sols.

ARMOIRIES

*des Médecins, Chirurgiens et Apothicaires Auvergnats
qui se trouvent décrites dans l'Armorial général de
d'Hozier de 1696 (2).*

Antoine d'Anchenet, docteur en médecine à Salers :
> D'or, à trois chenets de sable, 2 et 1.

Pierre Artaud, docteur en médecine en la ville de
Brioude :
> D'argent, à deux fleurs de pavot de pourpre, posées en fasce.

Jean Bernard, docteur en médecine en la ville de Montégut :
> D'azur, à un lion d'or et une bande de gueules brochant sur
> le tout, chargée de trois étoiles d'argent.

Jean Bombard, médecin à Clermont :
> D'argent, à trois bombes de sable enflammées de gueules,
> 2 et 1.

François Bonnefond, docteur en médecine à Mauriac :
> D'azur, à une foy d'argent, posée en fasce.

Jacques Chabrol, docteur en médecine [à Riom] :
> D'azur, à un chevron d'argent, accompagné de trois besans
> d'or ; deux en chef et un en pointe.

1. Archives de Ribier, *Volume Ramenet*, pièce 244.
2. Bibliothèque nationale : Ms. Fr. 32195.

Annet Chevogeon, docteur en médecine à Riom :
> De sinople, à un cheval d'argent.

François Chevogeon, docteur en médecine à Riom :
> D'or, à un cheval d'azur.

Antoine Durif, apothicaire en la ville de Montégut :
> De sinople, à deux pals d'or.

Pierre Garnier, docteur en médecine à Thiers :
> D'azur, parti d'argent ; à un chevron de l'un et de l'autre.

Pierre Groslier, apothicaire en la ville de Clermont :
> De sable, à un aigle d'or.

N... La Carrière, docteur en médecine à Aurillac :
> De sinople, à une tour d'argent.

François La Ville, médecin à Vic-le-Comte :
> D'azur, à un portail d'argent, maçonnée de sable et joint à deux tours aussi d'argent et maçonnées de même.

Jean Laffon, docteur en médecine à Besse :
> De sable, à une vipère d'or, posée en fasce.

Gaspard Ligier, médecin à Billom :
> D'azur, à une fasce d'argent, accompagnée de trois demi-sols de même.

Pierre Ligier, médecin de la ville de Clermont :
> (Les armes ne sont pas décrites).

Pierre Mazet, médecin en la ville de Maringues :
> D'or à un arbre de sinople.

Durand Mallessagne, médecin en la ville de Clermont :
> D'or, à trois vipères de sinople, languées de gueules, tortillées en pal, affrontées.

Louis Mosnier, apothicaire à Montferrand :
> D'azur, à une face d'argent, accompagnée en chef de deux étoiles d'or et en pointe d'un croissant d'argent.

Mathieu Piron, médecin à Montégut :
> D'azur, à un bucher d'or ardent de gueules, surmonté de trois étoiles d'or rangées en chef.

Maurice Soleliage, docteur en médecine en la ville de Brioude :
> D'azur, à trois épis de millet d'or, 2 et 1.

Pierre Taravant, docteur en médecine à Pontgibaud :
> De sinople, à un taureau d'or.

N... Vadier, docteur en médecine à Aurillac :
> De vair.

François Vessier, médecin à Herment :
> D'azur, à trois trèfles d'or, 2 et 1.

N... Viallard, docteur en médecine [à Ardes] :
> D'azur, à un lion d'or lampassé de gueules, adextré d'un cor de chasse et accompagné de trois étoiles de même, 2 en chef et 1 en pointe.

Olivier Viguier, chirurgien [à Aurillac] :
> D'argent, à un olivier arraché de sinople, fenestré en pointe d'une bécasse de sable dans une rivière d'azur.

Deux Médecins Auvergnats
anoblis sous l'Empire et la Restauration.

Guillaume BOYSSET

Guillaume Boysset, naquit à Laroquebrou (Cantal), le 15 avril 1758.

Il était fils de Guillaume Boysset, marchand, et de dame Marie Périer (1) ; comme son compatriote de Brieude (2), il se distingua dans l'étude des maladies et, comme lui honora grandement sa ville natale et le corps médical.

Médecin des armées françaises, membre de la Légion d'honneur par décret impérial du 28 septembre 1809,

---

(1) Parrain, Jean-Baptiste Ver, prêtre, docteur en théologie ; marraine, demoiselle Anne Vaysié, du village de Sanhabou, paroisse de Saint-Santin-Cantalès (*Archives communales de Laroquebrou*).

(2) Jean-Joseph de Brieude, né à Laroquebrou le 2 août 1729, célèbre médecin, auteur de la *Topographie médicale de la Haute-Auvergne*, mort à Paris en 1812.

Boysset, par lettres patentes du 26 avril 1811 données au Palais de Saint-Cloud, reçut avec le titre de chevalier de l'Empire les armes suivantes :

De sable, à l'épée haute en pal d'argent montée d'or, tortillée d'un serpent de sinople et acostée de deux étoiles d'or ; bordure du tiers de l'écu de gueules, *chargée d'une croix d'argent à cinq doubles branches* (1), posée au deuxième point en chef.

Pour livrées : les couleurs de l'écu, le vert en bordure seulement (2).

Boysset fut confirmé dans son titre par ordonnance royale de 1814. Son petit-fils, avocat, a été député au corps législatif en 1850 pour le département de Saône-et-Loire.

Antoine AMY

Antoine Toussaint Amy, naquit à Riom (Puy-de-Dôme) le 13 mars 1724 (3).

Docteur en médecine, médecin consultant du Roi et des enfants de France, chirurgien du comte d'Artois, premier chirurgien des ducs d'Angoulême et de Berry ; chevalier de l'ordre de Saint-Michel, Amy fut anobli par lettres patentes royales du 17 février 1815 et reçut pour règlement d'armoiries :

D'azur à une tige de trois lys au naturel d'argent, celui du milieu plus élevé et les deux autres naissants,

(1) Signe des chevaliers légionnaires.

(2) Archives nationales, CC, volume 251, f° 258.

(3) Vicomte Révérend : *Titres, anoblissement et pairie de la Restauration*. Paris, Champion, 1902.

terrassés du même ; au chien au naturel contourné, et couché au pied de la tige et regardant les deux lys naissants.

Amy était à cette époque chirurgien en chef des hospices des incurables.

Il se maria deux fois :

1° A Marie-Anne Arcambal.
2° A Marie-Françoise-Thérèse Rabuty.

Le docteur Amy mourut à Versailles le 17 novembre 1817.

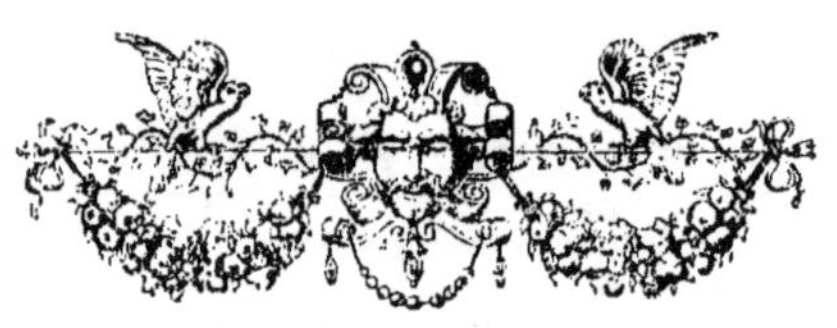

La Chirurgie en Auvergne

Registre des lettres de Maîtrise
délivrées par la communauté
des maîtres-chirurgiens de la ville de Riom
(1780-1783) (1).

(Documents inédits)

Le présent registre, contenant vingt-quatre feuillets, a été cotté et paraphé, par premier et dernier, par nous Antoine Cornudet, lieutenant de Monsieur le premier Chirurgien du Roy dans le ressort de la Sénéchaussée d'Auvergne de Riom, pour en ycelluy être insérés les actes de receptions. Fait ce vingt-un aoust mil sept cent quatre-vingt (2).

Fournier.

Antoine Cornudet, maître en chirurgie à Riom, lieutenant de Monsieur le premier chirurgien du Roy en la ville de Riom et sénéchaussée d'Auvergne, à tous ceux qui ces présentes lettres verront, salut.

Savoir faisons que par la requette à nous présentée par Jean-Baptiste Fournier, fils de Maître Fournier Me. chirurgien au Broc, et de demoiselle Marguerite Terringaud, ses père et mère, natif du Broc, âgé d'environ vingt cinq ans suivant son extrait baptistaire du vingt six may mil sept cent cinquante six, disant qu'il a étudié et exerçé la chirurgie pendant plusieurs années et par exprès chez le sieur Terringaud son oncle, chirurgien juré à Brassac, chez lequel il a puisé pendant deux ans les premiers principes de chirurgie et ensuite pratiqué chez le même et avec lui depuis

---

(1) *M. Ulysse Jouvet, de Riom, a bien voulu me donner ce document et je tiens à l'en remercier ici.*

(2) *J'ai conservé l'orthographe du registre original.*

son retour de Paris suivant le certificat du dit sieur Terringaud du vingt oust mil sept cent quatre vingt ; qu'il a dans
la ville de Clermont Ferrand suivi pendant trois ans les
cours de chirurgie qui se font à l'Hôtel-Dieu de la dite ville
par le chirurgien en chef du dit Hôtel-Dieu ainsi qu'il est
attesté par le certificat du sieur Bonnet chirurgien du dit hopital, en date du quinze juillet mil sept cent soixante et quinze.
Comme aussi avoir fait en cours d'étude aux Ecoles de chirurgie de Paris pendant les années 1776, 1777, 1778, 1779,
savoir : les cours d'anatomie, de pathologie, des maladies
chirurgicales et les opérations par lesquelles on les guérit;
autre certificat sur la thérapeutique, ou moyen de guérir,
suivant les certificats des sieurs Sabbatier, Tenon, Fabre,
Goursault et Evin, tous professeurs desdites Ecoles et désirant s'établir au lieu de Brassac, il nous auroit requis de
de lui accorder nos lettres de maître chirurgien pour résider
au lieu dudit Brassac seulement et non ailleurs; sur laquelle
requette, après avoir vu l'extrait baptistaire du supliant, certificats de vie et mœurs, de cours et de service, nous avons
ordonné que le suplient se representeroit ce jourd'huy 21
oust mil sept (cent) quatre vingt, à deux heures de relevée
en notre chambre de juridiction de Saint-Comme, où étant
comparu conduit et présenté par Me. Jean Amable Vialette,
Me. en chirurgie de cette ville de Riom, nous l'avons interrogé et examiné et fait interroger et examiner par le prévost
et le doyen du collège des chirurgiens de cette ville sur les
principes de la chirurgie, les saignées, les aposthèmes, les
plaies et médicamens, en présence de Me. Antoine Barthélemy, docteur en médecine, médecin du Roy ; ensuite desquels examens, le dit sieur Jean-Baptiste Fournier retiré,
pris l'avis de l'assemblée qui l'a trouvé capable ; nous avons
le dit Fournier reçu et admis, recevons et admettons maître
chirurgien pour résider au bourg de Brassac dependant de
ce ressort et non ailleurs, y exercer publiquement l'état de
chirurgie, prendre les marques extérieures de sa profession,
jouir des mesmes droits et privilèges dont jouissent et doivent jouir les autres maîtres, cela pour le dit lieu, par nous ou

nos *prédécesseurs* (*sic*), à la charge de ne pouvoir s'établir
ailleurs dans notre ressort sans notre permission par écrit
et que dans les opérations décisives il sera tenu d'appeler un
maître de ce collège pour lui donner conseil à peine de nullité
des présentes ; et avons dudit sieur Jean-Baptiste Fournier
pris et reçu le serment requis et accoutumé. En temoins
de ce nous avons signé les présentes et à ycelles fait aposer
le cachet de nos armes et contre signé par le greffier de notre
compagnie. Ce fut fait et donné à Riom ce 21 oust 1780.

CORNUDET,   BARTHÉLEMY,

ROLLAND,

VERNIOL,   VIALLETTE fils,

MAZUER,   (?)

FOURNIER,

VALLET,   VIALLETTE,

CHASSAING.

Roussel.

Germain Pichault de la Martinière, écuyer, conseiller
d'Etat, chevalier de l'Ordre du Roy, premier chirurgien de
Sa Majesté, président né de l'Académie Royalle de chirurgie,
chef et garde des chartes, statuts et privilèges de chirurgie;
à tous ceux qui ces présentes lettres verront, salut.

Savoir faisons que sur la requette à nous présentée par
Jean-Louis Roussel, natif de Chassalades, diocèze de
Mende, fils de Jean-Pierre Roussel, maître en chirurgie, et
de Marie Hébrard, ses père et mère, agé de trente trois ans
suivant son extrait baptistaire en date du 16 aoust 1748,
faisant profession de la religion catholique, apostolique et
romaine ainsi qu'il est attesté par le certificat de vie et
mœurs joint à la dite requette, contenant qu'il s'est appliqué à l'étude de la chirurgie pendant plusieurs années et
qu'il a exercé la chirurgie en qualité d'élève sous le sieur
Cointand, maître en chirurgie, l'espace de deux années suivant le certificat du 26 aoust 1768 et 1769, ainsi qu'il appert
par le certificat ; que de plus il a fait ses études en chirurgie
sous messieurs Méjan proffesseur et démonstrateur à Montpellier suivant les certifficats desdits professeurs encore aux

dits certificats d'étude en date des 1771 et 1772 duement légalizés et désirant parvenir à la maîtrise pour la ville du Malzieu et s'établir en ladite ville dépendante du département de la dépendance de la lieutenance de cette ville de Riom, il nous aurait requis de luy vouloir ordonner jour pour être procédé à ses examens expériences et s'il est jugé capable luy accorder nos lettres de maîtrise pour ladite ville du Malzieu ; sur laquelle requette qu'il se représenteroit aujourd'huy à notre chambre de juridiction où étant conduit et présenté par Mᵉ. Verniol, maître en chirurgie de cette ville, il a été examiné et interrogé par notre lieutenant, le prévost en charge, le doyen de la communauté ; en présence de M. Barthélemy, docteur en médecine ; sur l'anatomie du corps humain, l'ostéologie, les fractures et luxations sur les saignées, les apostèmes, playes, remèdes et médicamens. Ensuite desquels examens ledit Roussel retiré, pris l'avis de l'assemblée qui l'a trouvé capable, nous avons ledit Roussel reçu et admis, recevons et admettons maître-chirurgien pour la ville du Malzieu pour y exercer ledit art et jouir des mesmes droits, honneurs et privilèges, immunités et prérogatives dont jouissent et doivent jouir les autres maîtres reçus par nous ou nos prédecesseurs pour la même ville. En temoin de ce, monsieur Cornudet, notre lieutenant pour cette dite ville, après avoir pris et reçu dudit Roussel le serment en tel cas requis et accoutumé, a signé ces présentes et à y celles fait apposer le scel cachet de notre juridiction, et contre signé par notre greffier ordinaire. Ce fut fait et donné en notre chambre et collège de juridiction le vingt neuf aout mil sept cent quatre vingt.

CORNUDET,

?   CHASSAING,

ROLLAND,

VERNIOL,

ROUSSEL,

BARTHÉLEMY,   VALLET,

MAZUER,   VIALETTE, fils.

VIALLETTE,
greffier.

Malarcher.

Germain Pichault de la Martinière, écuyer, conseiller d'Etat, chevalier de l'ordre du Roy, premier chirurgien de Sa Majesté, chef de la Chirurgie du Royaume, président né de l'Académie royale de chirurgie et garde des chartres, statuts et privilèges dudit art. A tous ceux qui ces présentes lettres verront, salut.

Sçavoir faisons que sur la requette à nous présentée par sieur Guillaume Malarcher, natif de Malzieu, agé de environ trente deux ans suivant son extrait baptistaire en date du neuf aout mil sept cent quarante-sept, fils de Jean-Baptiste, bourgeois et de demoiselle Agnès Dumont ses père et mère, faisant proffession de la religion catholique, apostolique et romaine ainsy qu'il est attesté par les certificats de vie et mœurs joints à laditte requette ; contenant que par erreur il s'est fait reçevoir le sept avril mil sept cent soixante-dix-sept en la communauté des chirurgiens de Mende, ayant été actionné à cet effet par le lieutenant de la dite communauté, à cause de la proximité des lieux ; mais que depuis ayant apris que la ville du Malzieu étoit du resort de la sénéchaussé d'Auvergne et que c'est là où il faloit s'addresser comme étant le chef-lieu de la justice de Malzieu suivant la déclaration du Roy du trois septembre mil sept cent trente-six, c'est en conséquence de ce que le supliant vous a donné la présente requette pour parvenir à la maîtrise et s'établir en la ville de Malzieu dependant du département de la lieutenance de Riom.

En conséquence luy avons ordonné de se représenter aujourd'huy trente aoust mil sept cent quatre vingt en notre chambre de juridiction de ladite ville de Riom où étant comparu, conduit et présenté par M. Louis Chassaing, Me. en chirurgie de la dite ville de Riom, il a été examiné et interrogé par notre lieutenant, le prévost, le doyen et deux maîtres du collège de MM. les chirurgiens de la ville de Riom; sur l'anatomie du corps humain, l'ostéologie, les fractures et luxations ; sur les saignées, les apostèmes, playes, ulcères et médicamens ; en quitte desquels examens le dit Malarcher retiré, pris l'avis de l'assemblée qui l'a trouvé capable : Nous avons reçu ledit Malarcher et admis recevons et admettons M⁰. chirurgien pour la ville de Malzieu pour y exercer le dit art, etc. (1)..................................

....

....

En témoin de ce M⁰. Antoine Cornudet, notre lieutenant en ladite ville de Riom, a signé les présentes, à icelles fait apposer le scel et cachet de notre chambre de juridiction de St-Côme et contre-signé par notre greffier ordinaire. Ce fut fait et donné en notre chambre de juridiction de St-Côme le trente aout mil sept cent quatre vingt.

CORNUDET,

BARTHÉLEMY,

ROLLAND, MAZUER,

VERNIOL,

CHASSAING,

?   VIALETTE, fils,

VALLET,   VIALETTE, greffier.

MALARCHER,

Boyer.

Germain Pichault de la Martinière, etc..............

....

Salut, sçavoir faisons que sur la requette à nous présentée par Jean-Baptiste Boyer, natif de Combronde, fils de Georges, M⁰. chirurgien de Combronde et de Marguerite Malbet ses père et mère, âgé d'environ vingt sept ans suivant son extrait baptistaire en date du 24 juin 1748, faisant profession de la religion catholique, apostolique et romaine, ainsi qu'il est attesté par le certificat de vie et mœurs joint à ladite requette ; contenant qu'il s'est appliqué à

(1) *La formule est la même que pour les précédentes lettres de maitrise.*

l'étude de la chirurgie pendant nombre d'années, et en différents endroits, par exprès : sous M^r. son père, ensuite pendant deux ans en l'Hôtel-Dieu de Clermont en qualité d'élève et a assisté aux cours qui s'y font, ainsi qu'il appert par le certificat du S^r. Bonnet, chirurgien en chef dudit Hôtel-Dieu en date du 25 février 1774, signé : Bonnet ; qu'il a de plus fait ses cours de chirurgie aux écoles de Paris, pendant l'année 1777. Sçavoir : celui d'anatomie sous les sieurs Sue et Sabatier, proffesseurs dudit collège ; ceux de pathologie chirurgicale sous les sieurs Fabre, Tenon et Hévin ; ceux de physiologie et d'hygienne et thérapeutique chirurgicale sous M^rs. Louis et Brasdor ; ceux des maladies des femmes grosses et de chimie sous M^rs. de..... et Peyrilhe ; enfin des cours particuliers d'anatomie, d'opération et de matière médicale sous M^rs. Pelletan et Peyrilhe, docteurs en médecine et en chirurgie et proffesseurs des écoles de chirurgie. Le suppliant désirant parvenir à la maîtrise et s'établir en la ville d'Enezat, dépendante du département de notre lieutenance de Riom, il nous aurait requis de luy vouloir donner jour pour être procédé à ses examens et expériences et s'il est jugé capable, luy accorder nos lettres de maîtrise pour ladite ville d'Enezat, sur laquelle requette, etc.

. . . .

. . . .

Ce fut fait et donné en notre chambre de juridiction le 15 septembre 1780.

CORNUDET,   ?   BARTHÉLEMY,   ROLLAND,
CHASSAING,   VALLET,   VERNIOL,   MAZUER,
VIALLETTE, fils,   BOYER,   VIALLETTE, greffier.

Girot.

Germain Pichault de la Martinière, etc.

. . . .

Salut, sçavoir faisons que sur la requette à nous présentée par M^e. Antoine Girot, natif de la ville de Saint-Ger-

main-Lambron, fils de Joseph et de Louise Mallenuit, ses
pères et mères ; âgé d'environ vingt-six ans suivant son
extrait baptistaire en date du dernier janvier 1754, signé :
Séguin, curé de laditte ville de Saint-Germain-Lambron,
faisant profession de la religion catholique, apostolique et
romaine, ainsi qu'il est attesté par le certificat de vie et
mœurs joint à ladite requète, signé : Héraud : contenant qu'il
s'est appliqué à l'étude de la chirurgie pendant plusieurs
années, par exprès dans la ville de Clermont-Ferrand en
l'Hôtel-Dieu sous le Sr. Bonnet, chirurgien en chef dudit
Hopital suivant le certificat dudit Sr. Bonnet en date du
20 septembre 1780 ; qu'il a ensuite fait ses cours plusieurs
années aux Ecolles de chirurgie de Paris ; sçavoir : les cours
d'anatomie, pour les années 1776, 1777 et 1778 sous messieurs Sue et Portal...... en date du 18 juin 1776 ; autres
cours d'opérations et maladies chirurgicales sous les sieurs
Gourssaulds et Ferrand suivant leurs certificats du 4 juin
1776 et 8 aoust 1778 ; autres certificats sur les maladies des
os pour les années 1774, 1775 et 1776, signé : ...?...; autres
cours de phisiologie, d'hygienne et pathologie sous les
sieurs Bordenave et Thenon, proffesseurs dudit collège suivants leurs certificats du 8 aoust 1778 ; autres certificats de
cours d'accouchements et de maladies des femmes grosses
sous messieurs Darbaud, et Deleuvye du 12 may 1775 et
4 aoust 1778 ; enfin un cours particulier d'anatomie sous
M. Desault du 22 novembre 1778.

Désirant parvenir à la maitrise et s'établir en la ville de
Saint-Germain-Lambron dépendante du département de votre
lieutenance de Riom ; il nous aurait requis, etc.............
....
....
Ce fut fait et donné en notre chambre de juridiction ce
vingt un septembre mil sept cent quatre vingt.

(Signé des mêmes, plus Girot.)

Hémin.

Antoine Cornudet, maître en chirurgie à Riom, lieutenant de Monsieur le premier chirurgien du Roy en la ville de Riom et sénéchaussée d'Auvergne, à tous ceux qui ces présentes verront, salut :

Sçavoir faisons que sur la requette à nous présentée par Remy Alexandre Hémin, fils d'Hétienne et de demoiselle Marie Boudard ses père et mère, natif d'Essoyes en Champagne, âgé d'environ 28 ans, suivant son extrait baptistaire en date du 26 février 1753 ; faisant profession de la religion catholique, apostolique et romaine; ainsi qu'il est attesté par le certificat de vie et mœurs joint à la dite requette, disant qu'il s'est appliqué à l'étude de la chirurgie pendant plusieurs années, et par exprès l'espace de deux années sous le sieur Briolat, maître en chirurgie de Saint-Dizier en Champagne, lieutenant de sa compagnie, suivant son certificat en date du 2 novembre 1778 : signé : Olivier, greffier de la dite compagnie; qu'il a ensuite pratiqué la chirurgie l'espace de six années en qualité d'aide chirurgien-major dans le régiment d'Orléans-Dragons, suivant le certificat du sieur Dufresnoy, chirurgien-major dudit régiment, en date du 23 mars 1779, duement légalisé par M. le comte de Montboissier, colonel dudit régiment; qu'il a de plus exercé la chirurgie dans le bourg de Volvic et lieux circonvoisins avec tout l'éloge possible et désirant s'établir au bourg de Volvic il nous aurait requis etc.........

. . . .

Ce fut fait et donné en notre chambre de juridiction ordinaire de Riom ce trente septembre mil sept cent quatrevingt.

(Suivent les mêmes signatures que précédemment, plus celle de Hémin.)

Clémensson.

Antoine Cornudet, etc................................

. . . .

Salut : savoir faisons que sur la requette à nous présentée par Gilbert Antoine Clémensson, fils de Gilbert et de Marie Magdelène Mallet ses père et mère, natif de la ville de Paris, paroisse de Saint-Hypolite, âgé d'environ quarante un an, suivant son extrait baptistaire du 22 février 1739, signé : Bichüe, prêtre, délivré audit sieur Clémensson par Savary, vicaire de Saint-Hypolite, le 28 janvier 1758. Disant qu'il a étudié et exercé la chirurgie pendant plusieurs années et par exprès l'espace de deux années consécutives en qualité d'apprentit en l'Hôtel-Dieu de la Ville de Clermont-Ferrand suivant le certificat qu'il a retiré du chirurgien-major dudit hôpital, signé : Bournel ; qu'il a de plus fait aux Ecoles de Paris des cours de chirurgie; scavoir : ceux d'anatomie complets de l'année 1758, signé : Suë, professeur; ceux des maladies chirurgicales et les opérations par lesquelles on les guérit sous le sieur Croissant de Garengeot, professeur audit collège, dans la même année 1758; enfin celuy des femmes grosses en travail et accouchées pendant l'année 1757 sous le sieur Gervais, aussi professeur desdites Ecoles, tous ses susdits certificats vérifiés par les prevosts desdites Ecoles et désirant s'établir au lieu d'Olbi pour y exercer la chirurgie; il nous auroit requis, etc.........................

....

....

Ce fut fait et donné en notre chambre de juridiction ordinaire de Riom le huit novembre mil sept cent quatre-vingt.

(Suivent les même signaires, plus celle de Clémensson.)

D'Ourvilly.

Germain Pichault de la Martinière, etc................

....

Salut : sçavoir faisons que sur sur la requette à nous présentée par Louis d'Ourvilly, natif du bourg de Vernassal, diocèse du Puy-en-Velay, fils de Denis, maître-chirurgien, et de demoiselle Catherine Gaveaudan, ses père et mère, âgé d'environ 26 ans, suivant son extrait baptistaire en date du 24 avril 1755, faisant profession de la religion catholique, apostolique et romaine ainsi qu'il est attesté par le certificat de vie et mœurs joint à la dite requette ; contenant qu'il s'est appliqué à l'étude de la chirurgie pendant nombre d'années et par exprès sous Monsieur son père ; puis sous le sieur Dumas, maître en chirurgie de Nevers l'espace de deux années suivant son certificat en date du 28 septembre 1767, qu'il a de plus exercé ledit art de chirurgie l'espace de trois ans dans le quartier des Camoins teroir de Marseille, suivant les lettres qui luy ont été expédiées par les maîtres en chirurgie de Marseille du 13 janvier 1776 et ensuite exercer ledit art de chirurgie pendant trois années consécutives en la ville de Langeac avec toute la satisfaction du public, point qu'il est attesté par Messieurs les officiers de justice des prévotés et baillage de Langeac, suivant le certificat en date des 20 avril 1781, signé : Redon de Taillac, Servant, Damourette, Ressoule, procureur fiscal ; et désirant parvenir à la maîtrise et s'établir en la ville de Langeac, dépendente du département de notre lieutenant de Riom, il nous aurois requis, etc...

....

....

Ce fut fait et donné en notre chambre de juridiction le vingt troisième jour du mois d'avril mil sept cent quatre vingt un.

(*Mêmes signatures, plus d'Ourcilly.*)

Leplot.

Antoine Cornudet, etc......................................

....

....

Salut : sçavoir faisons que sur la requette à nous présentée par Jean Leplot, fils d'Antoine et de Françoise Marnat, ses père et mère, âgé d'environ 33 ans suivant son extrait baptistaire du 27 janvier 1748 ; signé : Vazeille, curé de Monton, faisant profession de la religion catholique, apostolique et romaine ainsi qu'il est attesté par les certificats de vie et mœurs joints à ladite requette ; contenant qu'il s'est appliqué à l'étude de la chirurgie pendant plusieurs années et par exprès aux Ecoles de chirurgie de Paris pendant l'espace de trois années consécutives, suivants les certificats des sieurs Sue, Louis, Fabre, Tenon et Brasdor, tous professeurs auxdites écolles de chirurgie de Paris, qu'il a de plus fait un cours particulier d'accouchement sous le sieur Deleuvye, professeur en cette partie et maître en chirurgie de la ville de Paris et a depuis exercé la chirurgie pendant deux années dans le bourg de Monton ; il nous auroit requis etc . . . .

. . . .
. . . .

Ce fut fait et donné en notre chambre ordinaire de juridiction ordinaire de Riom le deux may mil sept cent quatre vingt un.

(Mêmes signatures, plus Leplot.)

Bourleyre.

Germain Pichault de la Martinière, etc . . . .
. . . .
. . . .

Salut : sçavoir faisons que sur la requette à nous présentée par Benoist Bourleyre, fils de Benoist et de demoiselle Anne-Marie Vidard, ses père et mère, natif de la ville de Pauliaguet en Auvergne, âgé d'environ 32 ans, faisant profession de la religion catholique, apostolique et romaine ainsy qu'il est attesté par les certificats de vie et mœurs joints à ladite requette ; contenant qu'il s'est appliqué à l'étude de la chirurgie pendant plusieurs années et par exprès en la ville de Montpellier, où il a assisté aux cours d'anatomie, d'opération de Chirurgie ; de même qu'au traité d'accouchement depuis le 15 octobre de l'année 1765 jusqu'au

20 février de l'année 1766, suivant les certificats de Messieurs Serdat, médecin et chirurgien de l'Université de Montpellier, autres certificats de M. Méjean, chirurgien-major de l'Hôtel-Dieu de Montpellier pour le cours d'anatomie, d'opération, maladies des os, principes et médicaments de chirurgie faits dans l'hamphitéâtre de Saint-Comme; donnés à Montpellier le 6 avril pour les années 1766, 67, 68. Signé : Méjean, Galabert, Saraud, Vigaroux et Labeaury tous professeurs et démonstrateurs-régents dudit collège de Montpellier ; a de plus été au collège de chirurgie de Paris, ainsy qu'il apert par les certificats donnés par les professeurs dudit collège sçavoir sur la métode et les moyens de guérir les maladies chirurgicales, la diète, les médicaments, la phisiologie, l'igiène, les maladies des femmes grosses en travail et accouchées; cours de pathologie chirurgicale, d'anatomie; maladies des yeux pendant les années 1769, 70, 71, 72. Signé : Evin, Bordenave, Barbeaud, Fabre, de Leuvye, Süe, Sabatier, Gourjeaud, Delafage, Des Hays, Gendron, Louis et Bradord ; tous professeurs desdittes écolles, et enfin un certificat par Monsieur Morand, écuyer, premier chirurgien de l'Hôtel-Dieu de Paris qui dit que le sieur Bourleyre a pratiqué sous ses yeux pendant huit années consécutives la chirurgie dans l'Hôtel-Dieu de Paris, où il a aussy assisté avec assiduité aux leçons qui se sont faites dans l'hamphitéatre dud. hôpital pour l'instruction des élèves en date du 4 septembre 1780 : signé : Morand et vérifié par les gouverneurs et administrateurs dud. Hôtel-Dieu.

Désirant parvenir à la maîtrise et s'établir en la ville de Brioude, dépendante du département de notre lieutenance de Riom, il nous aurait requis, etc...........................

....

Ce fut fait et donné en notre chambre de juridiction le quinzième jour du mois de may de l'année mil sept cent quatre ving un.

(Mêmes signatures, plus Bourleyre.)

Bourbon.

Antoine Cornudet... etc.............................

Salut : sçavoir faisons que sur la requette à nous présentée par Antoine Bourbon, fils de Pierre chirurgien-juré, et de demoiselle Anne Hours, ses père et mère, natif de Besse, àgé d'environ 32 ans suivant son extrait baptistaire en date du 21 aoust 1749, signé : Réol, curé de Besse; faisant profession de la religion catholique, apostolique et romaine, ainsi qu'il est attesté par les certificats de vie et mœurs joints à lad. requete; contenant qu'il s'est appliqué à l'étude de la chirurgie pendant plusieurs années et par exprès sous le sieur Borne, chirurgien-juré du lieu d'Ainac en Languedoc pendant l'espace de 27 mois ; puis chez les sieurs Borels frères, tous deux chirurgiens-jurés au lieu de Vayre (*Vayrac*) en Quercy, pendant 17 mois ; de plus chez le sieur Chabot pendant 15 mois, chirurgien-juré du lieu de Saint-Seré en Quercy. Suivant les certificats des sieurs Borne Borel et Chabot et désirant s'établir dans le bourg d'Eglise-Neuve près Condat en Fœnier pour exercer la chirurgie, il nous auroit requis, etc...................................
....
Ce fut fait et donné en notre chambre de juridiction ordinaire de Riom le treize juin mil sept cent quatre vingt un.
(*Mêmes signatures, plus Bourbon.*)

Barge.

Germain Pichault de la Martinière, etc................
....
....
Salut : sçavoir faisons que sur la requette à nous présentée par Etienne Barge, natif de Péchardoire, fils d'Antoine et de demoiselle Marie Anne Tialier, ses père et mère, àgé d'environ 38 ans, suivant son extrait baptistaire en date du 20 juin 1743; faisant profession de la religion catholique, aposto-

lique et romaine, ainsi qu'il est attesté par les certificats de vie et mœurs joint à lad. requette; contenant qu'il s'est appliqué à l'étude de la chirurgie pendant plusieurs années et par exprès sous le sieur Courby, maître chirurgien-juré en la ville de Thiers, pendant l'espace de deux années consécutives, suivant son certificat en date du 8 janvier 1763, signé Courby; qu'il a ensuite fait ses cours aux Ecoles de chirurgie de Paris l'espace de trois ans suivant certificats qui luy ont été délivrés par les sieur Louis, Delafaye, Hévin, Süe, Gourssauld, Sabatier, Deshais, Gendron, Bordenave et Thénon, tous professeurs desdites Ecoles de chirurgie de Paris et désirant parvenir à la maîtrise et s'établir en la ville de Maringues, dépendante du département de notre lieutenance de Riom, il nous auroit requis, etc.......................

....

....

Ce fut fait et donné en notre chambre de juridiction le vingt huit juin mil sept cent quatre vingt un.

(Mêmes signatures, plus Etienne Barge.)

Bernard.

Antoine Cornudet, etc...............................

Salut: sçavoir faisons que sur la requette à nous présentée par Jean-Baptiste Bernard, âgé d'environ 34 ans, suivant son extrait baptistaire en date du 19 aoust 1748, natif du bourg d'Eglizole, diocèse de Clermont; fils de Joseph maître-chirurgien, et de demoiselle Claudine Chouvain ses père et mère, faisant profession de la religion catholique, apostolique et romaine, ainsi qu'il est attesté par les certificats de vie et mœurs joints à ladite requette; contenant qu'il s'est appliqué à l'étude de la chirurgie pendant plusieurs années et par exprès sous Monsieur son père l'espace de six ans et a ensuite fait ses cours aux Ecoles de chirurgie de Paris l'espace de trois ans, suivant les certificats qui luy ont été délivrés par les professeurs desdites écoles en date du

28 may 1771, signé : Gourssauld pour les opérations; Süc pour l'anatomie ; Louis pour la phisiologie ; Thénon pour la thérapeutique et Barbaud pour les accouchemens, et désirant s'établir au bourg de Viverols, il nous auroit requis, etc...

....

....

Ce fut fait et donné en notre chambre de juridiction ordinaire de Riom le cinquième jour de juillet mil sept cent quatre vingt un.

(Mêmes signatures, plus Bernard.)

Baraud.

Germain Pichault de la Martinière, etc................
Salut : sçavoir faisons que sur la requette à nous présentée par Pierre Baraud, natif de la ville d'Auzance, fils d'Annet Baraud et de Marie Anne Deneuvie, ses père et mère, âgé d'environ 37 ans, suivant son extrait baptistaire en date du 29 juin 1745, faisant profession de la religion catholique, apostolique et romaine, ainsy qu'il est attesté par les certificats de vie et mœurs joints à ladite requette ; contenant qu'il s'est appliqué à l'étude de la chirurgie pendant plusieurs années dans la ville d'Auzance et lieux circonvoisins, avec approbation et à la satisfaction de tous ceux qui ont bien voulu luy donner leur confiance, ainsy qu'il appert par les certificats duement légalisés qui luy ont été accordé, savoir : l'un par le curé de ladite ville d'Auzance, du 20 septembre 1781, signé : Menot, curé ; l'autre par les notables, et principaux habitans de ladite ville du même jour, signé : de Maumet, de la Porte, Bouquet et autres ; autres certificats des six et neuf septembre dernier donnés par trois médecins qui se louent de ses connaissances et de son exactitude auprès des malades, savoir : M. de Baraillon, médecin à Chambon, Périgaud de Grandchamp aussy médecin de la même ville, et Mauinet, médecin de la ville

d'Evaux; autre certificat du sieur Bonnet chirurgien de la ville de Clermont-Ferrand, qui atteste que le sieur Barraud s'est bien conduit dans le traitement d'une maladie grave qu'il luy avoit confié en date du 4 du présent; et désirant parvenir à la maîtrise et s'établir en la ville d'Auzance, dépendante du département de notre lieutenance de Riom, il nous auroit requis, etc.

. . . .
. . . .

Ce fut fait et donné en notre chambre de juridiction, le sixième jour du mois d'octobre mil sept cent quatre-vingt un.

(Mêmes signatures, plus Baraud.)

Marguerite Allouis.

Sage-femme.

Germain Pichault de la Martinière, etc. . . . .
. . . .
. . . .

Salut : sçavoir faisons que sur la requette à nous présentée par Marguerite Allouis, fille de Claude, marchand et de demoiselle Anne Thomas ; épouse de M. Joseph Brun, maître chirurgien de la ville de Brioude, native de Brioude, âgée d'environ 26 ans, suivant son extrait baptistaire, en date du 10 août 1756, faisant profession de la religion catholique, apostolique et romaine; contenant qu'elle s'est appliquée à l'étude de l'art des accouchemens et par exprès sous le sieur Blancheton, maître en chirurgie et professeur des accouchemens au collège de Clermont-Ferrand. La supliante désirant parvenir à la maîtrise et s'établir en la ville de Brioude, dépendante du département de notre lieutenance de Riom, elle nous auroit requis de vouloir luy donner jour pour être procédé à ses examens, et si elle est jugée capable de luy accorder nos lettres de maîtrise pour ladite ville de Brioude. Sur laquelle requette notre lieutenant en la dite ville de Riom, après avoir vu son extrait baptistaire, certificats de vie et mœurs et de service, a ordonné qu'elle se présenteroit cejourd'huy à deux heures de relevée en notre chambre de juridiction ordinaire, où étant comparue, conduite et présentée par Jean-Amable Viallette, maître en chirurgie de ladite ville, elle y auroit été interrogée et examinée, tant sur la théorie que sur la pratique de l'art des accouchemens, par notre lieutenant, le prévost et le doyen de la compagnie; ensuite desquels examens la dite demoiselle Marguerite Allouis retirée, pris l'avis de l'assemblée qui la trouvée capable; nous avons ladite Marguerite Allouis reçue et admise, recevons et admettons maîtresse sage-femme en ladite ville de Brioude pour y exercer ledit art et avoir toutes les marques ordinaires et accoutumées, à la charge expresse de ne pouvoir s'établir ailleurs, dans l'étendue de notre ressort, sans notre permission par écrit; ou celle de notre lieutenant, et que dans les accouchemens difficiles et où il y aura risque soit pour la mère soit pour l'enfant, elle sera tenue d'appeler un maître-chirurgien pour luy donner conseil, le tout à peine de nullité des présentes. En témoin de ce, notre lieutenant en ladite ville de Riom, après avoir pris et reçu le serment en tel cas requis et accoutumé à signé ces présentes, a ycelles fait apposer le scel et cachet de notre chambre de juridiction ordinaire et contre signé par notre greffier. Ce fut fait et donné en notre chambre de juridiction le treize juillet mil sept cent quatre-vingt-deux.

Signé : CORNUDET,   CHASSAING,
   ALLUYS-BRUN,   VIALLETTE, greffier.

Rigaud.

Antoine Cornudet... etc...............................

....

....

Salut : sçavoir faisons que sur la requète à nous présentée

par Claude Rigaud jeune, fils de Claude maître-chirurgien du bourg de Cunlhiat et de demoiselle Anne Jouvenel
ses père et mère, natif de Cunlhiat, âgé d'environ 30 ans,
suivant son extrait baptistaire en date du 16 mars 1752,
faisant profession de la religion catholique, apostolique et
romaine, ainsy qu'il est attesté par les certificats de vie et
mœurs joints à ladite requette, contenant qu'il s'est appliqué
à l'étude de la chirurgie pendant nombre d'années et par
après sous M. son père, qu'il a fait ses cours au collège de
Lyon pendant les années 1777 et 1778, suivant les certificats des sieurs Charogin et Violet, professeurs de chirurgie
dudit collège en date des 3 et 4 mars : autres cours en chirurgie au collège de Paris, celuy de physiologie et d'hygienne
sous les sieurs Louis et Bordenave, celuy d'anatomie sous
M. Sabatier, celuy de pathologie et d'hygienne sous les sieurs
Tenon et Hévin, sur les opérations et maladies chirurgicales sous les sieurs Gourssault et Ferrand, celuy d'accouchement sous le sieur Deleuvye, celuy de maladie des yeux
sous M. Becquet, celuy de chimie chirurgicale sous M. Pei-
rhille, plus un cours particulier sous M. Dessauld, tous professeurs aux collèges de chirurgie de Paris, pendant les années
1779, 1780 et 1781. Et désirant s'établir au bourg de Cunlhiat, il nous auroit requis... etc...................
. . . .
. . . .

Ce fut fait et donné en notre chambre de juridiction ordinaire de Riom le dix septième jour d'aoust mil sept cent
quatre vingt deux.

Signé : CORNUDET,   CHASSAING,   BARTHÉLEMY,
        MAZUER, VERNIOL, VIALLETTE, VALLET, RIGAUD,
                    VIALLETTE, greffier.

Rougier.

Germain Pichault de la Martinière, etc................
. . . .

. . . .

Salut : sçavoir faisons que sur la requette à nous présentée par Pierre Rougier, natif de la paroisse de Saint-Bonnet-Lachamp, fils de Claude et de Marguerite Gille ses père et mère, âgé d'environ 23 ans, suivant son extrait baptistaire en date du 12 aoust 1759, signé Fayolle, curé dudit St-Bonnet, faisant profession de la religion catholique, apostolique et romaine, ainsi qu'il est attesté par le certificat de vie et mœurs joint à laditte requette ; contenant qu'il s'est appliqué à l'étude de la chirurgie pendant nombre d'années et par exprès de la ville de Riom chez le sieur Cornudet, lieutenant de Monsieur le premier chirurgien du Roy et maître-chirurgien de la dite ville de Riom, pendant deux années entières en qualité d'élève en chirurgie, ainsi qu'il apert suivant le certificat dudit sieur Cornudet du 20 février 1778 duement vérifié par le sieur Viallette, greffier de M. le premier chirurgien au collège des maîtres en chirurgie de la ville de Riom du même jour et an ; comme aussi avoir fait ses cours au collège royal de chirurgie à Paris. Sçavoir : les cours d'anatomie suivant les certificats des sieurs Sabatier et Suë pendant les années 1778, 1779, 1780 et 1781 ; signés : Sabatier et Suë, professeurs audit collège de chirurgie ; autres cours sur les maladies chirurgicales et opérations qui conviennent à leurs cures, pendant les mêmes années cy-dessus suivant les certificats des sieurs Gourssault et Ferrand, professeurs pour les opérations audit collège de chirurgie de Paris ; autres certificats sur la phisiologie et l'hygienne pour les mêmes années, signé : Louis professeur audit collège, autre cours de pathologie et thérapeutique suivant les certificats des sieurs Brador et Fabre, aussi professeur audit collège ; plus des cours particuliers d'accouchements pendant les années 1779-1780 suivant le certificat du sieur Desormeaux en date du 8 may 1780 ; plus autres certificats de cour particulier d'anatomie ; maladies et opérations pour les années 1777, 1779 et 1780, signé : Pelletan ; autre certificat de pratique et d'exercice à l'Hôtel-Dieu de Paris pendant deux ans suivant le certificat du sieur

Moreau, chirurgien en chef dudit Hôtel-Dieu du 8 avril 1780,
signé : Moreau ; enfin un certificat de service sur mer en
qualité de chirurgien-major sur la frégate de Dunquerque
nommée la « *Vigilante* » pendant six mois, signé par
M. Bodesse, chirurgien de l'inspection de marine, approuvé
par M. de Gourde capitaine, du 19 aoust 1779. Et désirant
parvenir à la maîtrise et s'établir en la ville d'Aigueperse,
dépendante du département de notre lieutenance de Riom ;
il nous auroit requis, etc. . . . .

Ce fut fait et donné en notre chambre de juridiction le
vingt huitiesme jour du mois d'octobre mil sept cent quatre
vingt et deux.

(Mêmes signatures, plus Rougier.)

Jutier.

Germain Pichault de la Martinière, etc. . . . .
. . . .
Salut : scavoir faisons que sur la requette à nous présentée
par Nicolas Jutier, fils de Mathieu et de Gilbert Causse ses
père et mère, âgé d'environ 23 ans, suivant son extrait baptistaire en date du 3 may 1760, natif de Saint-Pourçain,
paroisse de Suite, faisant profession de la religion catholique, apostholique et romaine, ainsi qu'il est attesté par le
certificat de vie et mœurs joint à la dite requette ; contenant
qu'il s'est appliqué à l'étude de la chirurgie pendant plusieurs années et en différents endroits et par exprès l'espace
de deux ans chez le sr. Bouchet, maître en chirurgie à
Moulins, lieutenant de sa compagnie, signé : Bouchet ; a
ensuite fait ses cours à Paris, l'espace de trois ans, scavoir
celuy de phisiologie et d'hygienne sous le sr. Louis, professeur aud. collège en cette partie ; celuy d'anatomie sous
les srs. Süe et Sabatier, aussi professeurs ; celuy des opérations sous les srs. Gourssaud et Ferrand, professeurs aud.
collège ; ceux de pathologie chirurgicale sous les srs. Fabre
et Hévin, professeurs ; celuy des maladies des femmes gros-

ses, en travail et accouchées sous le s^r. Deleuvie, professeur; suivant les certificats des s^{rs}. Louis, Süe, Sabatier, Goursaud, Ferrand, Fabre, Hévin et Deleuvie, en date du 19 mars 1781 ; plus des cours particuliers d'anatomie, maladies et opérations chirurgicales pendant l'espace de trois ans sous le s^r. Pelletan, professeur d'anatomie à l'Ecole pratique du 2 may 1782 ; plus un cours particulier d'accouchemens sous le s^r. Desormeaux, professeur en cette partie, signé : Desormeaux du 8 avril 1782 ; enfin un certificat autentique de six mois de service à l'armée de secours en pays de Gex par M^r. de la Tour, chirurgien en chef de l'hôpital militaire, vu et vérifié par les médecins et chirurgiens majors consultants des camps et armées du Roy, délivré à Genève le premier septembre 1782, signé : de la Tour, Bourienne et Motez. Et désirant parvenir à la maîtrise et s'établir à la ville de Saint-Pourçain, dépendante du département de notre lieutenance de Riom, il nous auroit requis, etc..........

....

....

Donné le 25 novembre 1782.

(*Mêmes signatures, plus Julier.*)

Chérieux.

Germain Pichault de la Martinière, etc................

....

....

Salut ; sçavoir faisons que sur la requette à nous présentée par Pierre Marie Chérieux, fils de M^r. Jean, directeur des Postes et de Marguerite Cosse, ses père et mère, habitans de la ville de Saint-Pourçain, natif de la même ville, âgé d'environ 23 ans, suivant son extrait baptistaire en datte du 10 septembre 1760, faisant profession de la religion catholique, apostolique et romaine ; ainsi qu'il est attesté par le certificat de vie et mœurs joint à ladite requette ; contenant qu'il s'est appliqué à l'étude de la chirurgie pendant plusieurs années, sous différents maîtres et par exprès pendant trois ans dans l'hôpital Royal Militaire de la Charité de Grenoble ainsi qu'il apert par le certificat du médecin dudit hôpital de la Charité, duement légalisé par le commissaire des guerres, signé : Marmion médecin, et Tessar commissaire ; plus un cours d'accouchemens pendant trois mois chez le s^r. Héraud, lieutenant de M. le premier chirurgien du Roy en ladite ville de Grenoble, en date du 12 may 1782 signé : Héraud ; plus un autre cour d'accouchemens sous le s^r. Lauvergeat, maître en chirurgie au collège de Saint Comme à Paris, suivant le certificat du s^r. Lauvergeat en date du 24 may 1783, signé : Lauvergeat ; autres cours de physiologie, d'anatomie et de pathologie sous les s^rs. Louis, Sabatier, Chopar et Hévin, suivant leurs certificats en date du 22 may 1783 tous professeurs royaux au collège de chirurgie de Paris. Désirant parvenir à la maîtrise et s'établir en la ville de Saint-Pourçain dépendante du département de notre lieutenance de Riom ; il nous auroit requis, etc.......

....

Ce fut fait et donné en notre chambre de Saint-Comme ce vingt quatre septembre mil sept cent quatre vingt trois.

(Mêmes signatures, plus Chérieux.)

Nomination de Jean-Amable Viallette,
à la charge de greffier de la communauté des maîtres-chirurgiens de Riom.

---

*Greffe du premier chirurgien du Roy dans la communauté
des maîtres en chirurgie de la ville de Riom.*

Germain Pichault de la Martinière, etc..................
....
Salut ; Sçavoir faisons : que sur les bons témoignages qui
nous ont été rendus de la probité, capacité et expérience de
M⁰. Jean Amable Viallette, M⁰. en chirurgie à Riom, et
qu'attendu la vacance de notre greffe en la communauté des
maîtres en chirurgie de ladite ville, avenue par la démission
de M⁰. François Xavier, son père aussy M⁰. en chirurgie, dernier titulaire dudit office, auquel étant nécessaire de pourvoir pour ces causes et autres considérations, nous avons
nommé, commis et institué, et par ces dites présentes,
nommons, commetons et instituons led. Jean Amable Viallette pour notre greffier en ladite communauté des maîtres
en chirurgie de Riom, pour jouir en lad. qualité des honeurs,
droits, titres, privilèges et exemptions y attribués à la
charge d'en remplir par luy même les fonctions conformément aux statuts et règlements de la chirurgie, le tout ainsy
qu'en a jouy ou du jouir led. M⁰. François Xavier, son père,
après toutesfois qu'il aura presté le serment requis en pareil
cas entre les mains de notre lieutenant en lad. communauté.
Si mandons auxdits maîtres, prions et requerons tous autres
qu'il appartiendra que leur étant apparu des présentes ils
laissent jouir le pourvu d'icelles, de leur effet et contenu,
pleinement et paisiblement, conformément aux édits, arrets
et règlements rendus en conséquences. En foy de quoi nous

avons signé ces présentes de notre main, à ycelles fait apposer le sceau de nos armes et contresigné par notre secrétaire. A Versailles, le vingt septième jour d'aoust, mil sept cent quatre vingt trois. Signé : La Martinière et plus bas par mondisieur : Vidoine.

VIALLETTE,	ROLLAND,	CORNUDET,
VERNIOL,	VALLET,	CHASSAING,
VIALLETTE,		MAZUER.

Aujourd'huy vingt décembre mil sept cent quatre vingt trois le collège des maîtres en chirurgie assemblé en consequence de la requette présentée par le sieur Jean Amable Viallette du 20 novembre 1783, et de l'ordonnance de M. Cornudet, en conséquence des conclusions de M. Chassaing prévost, du même jour, par laquelle il est enjoint au dit sieur Viallette de faire enregistrer ses lettres après avoir prêté le serment en tel cas requis et accoutumé en conséquence ledit sieur Jean Amable Viallette a preté en nos mains le serment pour raison de sa place de greffier, à l'effet de pouvoir en exercer librement les fonctions. Fait en notre chambre de juridiction de Saint-Cômme les dits jours et ans que dessus.

(Suivent les mêmes signatures que dessus.)

La nomination de Jean Amable Viallette, comme successeur de son père dans la charge de greffier de la communauté des maîtres-chirurgiens de Riom d'Auvergne, était due à la recommandation de M. Amy, médecin très remarquable, originaire d'Auvergne, anobli par Louis XVIII.

Parmi les feuilles du registre j'ai retrouvé la lettre suivante :

A Monsieur,

M. Amy, chez M. le marquis de..... (1), gouverneur de Messeigneurs les ducs d'Angoulême et de Berry.

A Versailles.

Monsieur,

M. le premier chirurgien du Roy veut bien accorder la place de son greffier en la communauté des chirurgiens de Riom, au sieur Viallette fils que vous lui recommandez. Les lettres lui en seront expédiées dès que M. Viallette père m'aura renvoyé ses provisions au bas desquelles il aura signé sa démission, plus un certificat de bonnes vie, mœurs et religion de M. son fils, signé de M. son curé, et enfin la somme de deux cent vingt-quatre livres à laquelle M. de La Martinière veut bien modérer ses agréments pour tous frais.

Je profite avec grand plaisir de cette occasion pour vous renouveller les sentiments de l'ancien et inviolable attachement avec lequel j'ai l'honneur d'être,

Monsieur,

Votre très humble et très obéissant serviteur.

A Paris, le
23 may 1783.

Le Blond d'Olblen.

***

A cette lettre est épinglé l'accord suivant fait entre les sieurs Viallette père et fils :

Je soussigné Jean Amable Viallette, maître en chirurgie de cette ville de Riom, reconnais que Monsieur Viallette mon père, ayant bien voulu écrire à M. le premier chirurgien du Roy pour le prier, en acceptant sa démission, de me nommer et pourvoir de la commission de greffier du collège des

----

(1) *Déchirure du papier.*

maîtres en chirurgie de cette ville ; il a été convenu entre nous que pendant la vie de mon dit sieur Viallette, je serai tenu de luy conter de tous les émolumens qui pourront provenir dudit greffe dans le cas où je parviendrai à en être pourvu.

Fait double entre nous à Riom et sous nos seins le 4 may 1783.

VIALLETTE.

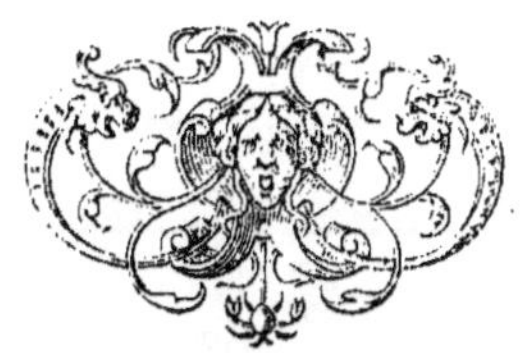

Poitiers. — Imp. Blais et Roy, 7, rue Victor-Hugo, 7.

L'hygiène en Auvergne
pendant la Révolution.

Une épidémie de syphilis en 1799.

(Documents inédits)

Une épidémie de syphilis à la fin du xviiie siècle n'est pas chose commune, aussi c'est avec plaisir que nous avons découvert les documents qui vont suivre sur celle qui sévit au village de Buron, canton de Vic-le-Comte, durant l'année 1799.

Tous ces différents rapports, au milieu de phrases emphatiques et de déclamations humanitaires, caractéristique de la littérature révolutionnaire, contiennent, pour l'histoire de la médecine en province, plusieurs renseignements intéressants.

Nous préférons les publier in-extenso, craignant, en cherchant à les analyser, d'en altérer le caractère et la saveur (1).

***

Le 20 ventôse an VII de la République française, une et indivisible, les administrateurs du département du Puy-de-Dôme recevaient la lettre et le mémoire suivants :

---

(1) *Nous conservons l'orthographe des documents originaux.*

Lettre de la municipalité de Vic-le-Comte (1).

LIBERTÉ.   ÉGALITÉ.

Vic-sur-Allier (2), ce 19 ventôse an 7 | 9 mars 1799 de la République française, une et indivisible.

L'administration municipale du canton de Vic-sur-Allier

A l'administration centrale du département du Puy-de-Dôme.

Citoyens-administrateurs,

Une des maladies les plus funestes à l'humanité désole une des communes de notre arrondissement, c'est un devoir sacré pour des administrateurs d'employer tous les moyens pour arrêter le cours de ce fléau, et de porter un prompt secours à leurs concitoyens qui ont le malheur d'en être déjà affectés; ces grands moyens nous les trouverons dans les soins paternels du gouvernement et dans votre zèle à protéger l'humanité.

Par le plus grand des malheurs, un enfant affecté d'une maladie vennérienne a été allété par une femme du village de Buron, commune d'Yronde; bientôt ce nourrisson a communiqué à sa mère-nourrice le mal

---

(1) *Cette lettre et les documents qui suivent, constituent la cote 579 de la série L (Administration centrale) des archives départementales du Puy-de-Dôme.*

(2) *Vic-le-Comte, chef-lieu de canton du département du Puy-de-Dôme, ancienne capitale de la comtée d'Auvergne, ne conserva pas après la Révolution le nom de Vic-sur-Allier dont l'avaient gratifié les jacobins, bien qu'elle fût située à quatre kilomètres environ de cette rivière.*

Voir sur Vic-le-Comte : *Une monographie des plus intéressantes par M. le chanoine Fouilhoux, en cours de publication.*

dont il était affecté. Il existe un usage parmi les nourrices, assez mal entendu (1), qui est d'allaiter mutuellement leurs enfants. Et bientôt ce malheureux enfant a eu innoculé cette maladie à plusieurs femmes, ces femmes à leurs enfants, ces enfants à d'autres nourrices, ces nourrices à leurs marys, de manière que d'après le rapport des officiers de santé, il en résulte qu'une grande partie de cette commune est infectée de cette maladie.

Le citoyen Mombur, officier de santé, à qui plusieurs malades se sont présentés, est venu à l'administration municipale nous prévenir de cet accident, il nous a rendu compte que la plupart des affligés sont hors d'état de pouvoir se faire traiter chez eux vu leur détresse ; que néanmoins la saison devenant favorable pour le traitement, il serait urgent de prendre des moyens pour rendre la santé à ces pauvres malheureux.

C'est avec grand regret, citoyens-administrateurs, que nous avons vu refuser à l'hospice de santé (2) du département deux de ces citoyens pauvres auxquels nous avions délivré un certificat, il est à désirer que vous invitiez l'administration de l'hospice de santé de leur destiner les lits établis à ce traitement qui sont souvent occupés par des personnes que le libertinage a affecté de cette maladie ; sans doute les malheureux pour lesquels nous réclamons ont un plus juste titre à la préférence sur les autres.

Si vous pensez que cette mesure ne suffit pas pour détruire cette maladie, veuillez nous mander les moyens que nous avons à prendre et de suite nous serons exacts à remplir vos vues.

Nous joignons à la présente un mémoire que le ci-

____

(1) *Cet usage paraît avoir été localisé à cette région de la province. En tout cas, nous n'avons jamais rien trouvé qui pût rappeler qu'une coutume aussi déplorable existât en Haute-Auvergne.*

(2) *Nom révolutionnaire de l'Hôtel-Dieu de Clermont-Ferrand.*

toyen Mombur, officier de santé, a fait relativement à
cet accident, veuillez en prendre connaissance et venir
de suite au secours de cette malheureuse commune.

Salut et fraternité.

CHABRIT.
agent.

BORD.   GUYOT.
agent.

CUEL, fils
adj.

**

Mémoire du citoyen Mombur (1).

Le 23 ventôse.

Mémoire.

On ne saurait jeter un coup d'œil, quelque rapide
qu'il puisse être, sur les ravages d'une maladie contagieuse sans s'intéresser vivement au sort des malheureux qui en sont les victimes.

Le mal vénérien est un de ces fléaux qui présente
dans sa contagion le tableau le plus effrayant, surtout
lorsqu'il frappe le cultivateur, cet homme laborieux dont
le travail opiniâtre devient pour les états, la source
d'abondance d'où découle nécessairement le bonheur
public.

Le village de Buron, commune d'Irronde, est infecté
en grande partie de cette cruelle maladie qui a pris
son origine dans l'allaitement d'un enfant gaté. Il sur-
vint aux mamelons des seins de sa nourice des ulcè-

(1) Dans le Dictionnaire des médecins, chirurgiens et pharmaciens français légalement reçus avant et depuis la fondation de la
R. F. — Paris an. X. nous lisons page 420 : *Mombur* (*François*),
*natif de Vic-sur-Allier, âgé de 36 ans, reçu docteur en médecine
en 1791, à Nancy, département de la Meurthe. Ont signé sur ses
lettres : les citoyens Jadelol, vice-doyen ; Guillemain, régent ;
Nicolas, professeur; et Tournay secrétaire ; exerce depuis onze
ans à Vic-sur-Allier.*

res qui au bout d'un certain temps furent autant
d'obstacles à l'acte de la succion.

L'impossibilité où fut cette malheureuse de l'allaiter
l'obligeait à promener cet enfant dans le village pour
l'attacher au sein de différentes mères ; telle est l'origine de la maladie vénérienne qui règne dans Buron.
Aujourd'hui les malheureux habitants éprouvent tous
les symptômes qui annoncent l'existence de cette maladie où l'on remarque des condilomes à l'anus, au pé-
riné et à la partie latérale interne et supérieure des
cuisses ; aux femmes surtout on aperçoit de petites ulcères à la vulve et les traces d'un écoulement purulent
de nature à ne laisser aucun doute sur l'existence du
vice siphilitique (1) : telle est la triste situation de ces
malheureux habitans. L'état d'indigeance où ils se
trouvent ne saurait leur permettre de supporter les frais
d'un traitement particulier ; ils ont donc un droit di-
rect à être traités dans les lieux désignés pour cet objet.

F. Mombur
M.

Il est à observer que plusieurs de ces malheureux se
sont présentés au ci-devant Hôtel-Dieu sans être reçus,
par la raison qu'il n'y avait point de lits vacants à cette
époque. Il doit résulter de là que si on ne prend point
des précautions, ces malheureux, trop éloignés pour
pouvoir guétter la vacance de ces places, en seront
privés.

A Vic-sur-Allier, le 18 ventôse, 7me année de la République.

---

(1) *La blennorrhagie n'avait pas encore été séparée de la syphilis
en tant qu'entité morbide, c'était au contraire un des éléments
les plus importants du diagnostic de cette maladie. Nous sommes
loin encore des luttes homériques qui eurent lieu à ce sujet entre
Ricord et l'école lyonnaise.*

Les administrateurs du département se réunirent
quatre jours après avoir reçu ces deux pièces, et pri-
rent l'arrêté suivant :

Arrêté des administrateurs du département du Puy-de-Dôme.

An VII.

LIBERTÉ.   ÉGALITÉ.

DÉPARTEMENT DU PUI-DE-DOME

Vu la lettre écrite par l'adm°n. municipale du canton
de Vic-sur-Allier, par laquelle elle prévient l'adm°n.
centrale qu'une grande partie des habitans du village
de Buron, commune d'Yronde, est affectée d'une maladie vénérienne dont la communication s'est faite par un
enfant qui en était attaqué. Ce nourrisson l'a d'abord
communiquée à sa mère-nourrice, et comme par mauvaise habitude les nourrices sont en usage d'alléter
mutuellement leurs enfants, bientôt le mal s'est communiqué à plusieurs femmes, lesquelles l'ont trans-
mise à leurs enfants et à leur mary.

Elle joint à la lettre un mémoire du citoyen Mombur,
officier de santé, constatant l'origine et la cause du
mal et invite l'adm°n. à faire recevoir les malheureux
affectés de cette maladie dans l'hôspice de Clermont
pour y être traités ; ou à indiquer tel autre moyen
qu'elle croira propre pour détruire le mal.

Les administrateurs du département du Puy-de-
Dôme,

Ouï le conseiller du directoire exécutif,

Considérant, que s'il est du devoir de l'adm°n. d'employer tous les moyens qui sont en elle pour arrêter le cours et la propagation de toute espèce de maladie contagieuse, elle doit aussi, surtout dans l'espèce de celle dont est question, chercher à découvrir et à connaître d'où en proviennent les causes;

Arrêtent qu'il sera fait choix d'un officier de santé accrédité et réunissant à de grands talents un attachement soutenu à ses devoirs et un grand désir de se rendre utile à l'humanité souffrante, lequel s'adjoindra au citoyen Mombur, officier à Vic-sur-Allier, pour visiter toutes les personnes attaquées de cette maladie, indiquer quel est le nombre qui en est atteint en désignant celui des hommes, des femmes et des enfans. Ils feront un rapport sur l'origine et les causes de cette maladie; indiqueront les remèdes qu'ils croiront convenables pour la prompte guérison des individus attaqués de la maladie.

Nomment à cet effet le c^{en}. Monestier, officier de santé à Clermont, avec invitation de se rendre de suite sur les lieux et de se concerter avec le c^{en}. Mombur pour la visite des malades.

Invitent également le citoyen Mombur à concourir avec le citoyen Monestier par ses lumières et ses connaissances locales à la découverte des causes de cette maladie et aux moyens d'en arrêter les progrès.

Chargent l'adm^{on}. municipale du canton de Vic-sur-Allier et particulièrement l'agent et l'adjoint de la commune d'Yronde, de fournir aux deux citoyens cy-dessus dénommés tous les renseignemens dont ils pourront avoir besoin et de rendre compte exactement des suites de cette maladie.

Fait au dép^t. à Clermont-Ferrand le 24 ventôse an VII de la République française une et indivisible.

GODIVEL.   DERIBE.

CHOLLET.

***

Il fut décidé en outre que deux lettres seraient adressées : l'une au citoyen Monestier pour lui annoncer la mission qui lui était confiée, l'autre à l'administration municipale de Vic-le-Comte pour la prévenir de la prochaine arrivée de ce praticien et l'inviter à lui faciliter, autant que possible, l'accomplissement de sa mission.

Lettre des administrateurs du Puy-de-Dôme au citoyen Monestier.

24 ventôse an VII.

Au citoyen Monestier, médecin à Clermont.

Citoyen,

Le devoir le plus important que nous ayons à remplir est celui de secourir les citoyens dans la souffrance et le malheur. Le recours aux hommes de l'art est notre première ressource lorsqu'il se manifeste un mal qui paraît avoir des caractères contagieux. Telle est citoyen, la triste situation d'une grande partie des habitans du village de Buron, commune d'Yronde. Vous verrez par l'arrêté cy-joint que plusieurs de ces malheureux sont attaqués d'une maladie vénérienne dont la communication s'est faite par un jeune enfant atteint de cette maladie.

Il était donc instant de connaître la nature et les causes de cette maladie : c'est à cet effet que nous vous avons nommé. Nous attendons de votre zèle et votre attachement pour l'humanité souffrante que vous vouliez bien remplir cette commission et vous conformer aux dispositions de notre arrêté.

S. fté.

Lettre des administrateurs du Puy-de-Dôme à la municipalité de Vic-le-Comte.

24 ventôse an VII.

A l'adm^{on}. municipale du canton de Vic-sur-Allier.

Citoyens,

La maladie funeste dont sont attaqués plusieurs habitans du village de Buron aurait sans doute des suites dangereuses, si l'on ne s'empressait d'en connaître la nature et d'en détruire les causes. Au reçu de votre lettre, nous avons de suite fait choix d'un officier de santé accredité qui est chargé de faire la visite des malades. Vous verrez par l'arrêté cy-joint que le citoyen Monestier a été nommé à cet effet. Les talents que possède ce citoyen dans l'art médicinal, joints aux principes d'humanité et de charité qui le caractérisent, nous assurent d'avance le plus heureux succès dans sa mission.

Veuillez en prévenir le citoyen Mombur et l'inviter à se concerter avec le citoyen Monestier pour la visite des malades.

Nous vous recommandons d'ailleurs de leur procurer tous les renseignements dont ils pourrons avoir besoin.

S. F^{té}.

Rapport du Citoyen Monestier.

LIBERTÉ.   ÉGALITÉ.

Clermont Fd. 9 floréal an VII de la République fr. une et indivisible.

Monestier, médecin de la commune de Clermont-Ferrand.

Aux administrateurs du dép. du Pui-de-Dôme.

Citoiens,

Conformément au vœu exprimé par votre arrêté du

24 ventôse an 7, je me suis rendu le 26 même mois à
Vic-sur-Allier, je me suis assisté de mon confrère
Mombur, habitant de cette commune pour aller le lendemain au village de Buron, commune d'Ironde, canton
de Vic-sur-Allier, pour prendre des renseignements sur
les causes de la contagion du virus vénérien, nous
avons en présence des citoiens Jacques Chabriat, d'I-
ronde, agent municipal et François Ribraud, adjoint,
interrogé plusieurs des individus infecté du virus vénérien, ainsi que la citoienne femme B... (1) qui, après
avoir perdu son enfant, en allaitait un d'une commune
voisine qui, sur la description attestée par tous les habitants de Buron, était affecté du vice vénérien et auquel
on rapportait la source de la contagion, nous avons
été instruits que cette femme avait été bien décidément
entachée de virus vénérien par le nourrisson ; mais
nous n'avons pas vu aussi clairement que ce soit elle
qui a infecté d'autres enfants puisqu'elle n'a été tettée
qu'imparfaitement par un autre enfant qui ne pût,
après les faibles tentatives que lui permettait une mauvaise constitution, tirée du lait ; devant l'inutilité des
efforts de ce enfant, elle ne hasarda plus de lui présen-
er le tetton, cet enfant est mort quinze jours après,
avec soupçon non vérifié de vice vénérien qu'il n'a pu
communiquer à d'autres nourrices.

Une autre femme de ce village a été aussi soup-
çonnée d'avoir inoculé le virus vénérien à un nouris-
son ; mais elle et son mari nous aiant dit que jamais
elle n'avait été infecté de vice vénérien, il nous a été
impossible de constater s'il y a eu ou non calomnie sur
son compte ; examinée par le citoyen Mombur et
moi elle nous a paru saine. A travers quelques véri-
tés, nous avons aperçus quelques mensonges et voyant

(1) *Le Nom existe en entier sur la pièce originale.*

qu'il était inutile de sçavoir bien précisément quelle est la cause de la contagion du vice vénérien qui a infecté plusieurs individus de cette commune, d'autant plus que grâces aux sollicitations du cit. Mombur, dont les lumières égalent le zèle, tous les individus infectés sont venus se faire traiter à l'Hospice d'Humanité Souffrante de cette commune, où le cit. Bonnet, officier de santé, chirurgien en chef de l'hospice, les a recueilli. Je regardais d'après cela comme inutile de vous rendre compte de cette mission; mais je regarde comme nécessaire de vous prouver que j'ay répondu avec empressement à votre confiance.

Salut-respect.

MONESTIER.

Nous espérions pouvoir faire connaître la suite et les résultats de cette enquête; malheureusement les archives communales de Vic-le-Comte ne contiennent aucun document sur ce sujet. Nous nous permettons toutefois de douter de l'exactitude des diagnostics des citoyens Mombur et Monestier; car la vigoureuse population d'Yronde est loin de présenter des traces de syphilis héréditaire.

Document.

La thérapeutique en Auvergne à la fin du XVIIIe siècle.

Un traitement de l'hystérie.

Le soussigné, qui a examiné l'état de la consultante, pense que la douleur d'estomach et de tette sont les effets de la passion histérique, qui ont pour cause la sensibilité des nerfs; pour y remédier on luy conseille de se purger au premier jour comme suit :

Dans un verre de décoction faite avec demi once tamarins, on faira infuser :

Senné mondé............................ Deux gros.
Agaric et rhubarbe, de chaque........... Un gros.
Semen contra, et corraline, de chaque.... Une pincée.

Après l'infusion requise, on fera fondre :

Manne................................. Deux onces.
Sel de Glauber........................ Deux gros.

Coulez pour prendre à jeun le matin.

Tout de suite passer à l'usage des bouillons suivants :

Prenez maigre de veau demi livre, faites le cuire pendant demi heure avec demi once racines de patience dont on aura ôté le cœur, sur la fin de la cuitte, qui sera une demi heure d'ébulition dans une chopine d'eau, ajoutez feuilles de chicorée, de pimprenelle, de pulmonaire, d'aigremoine, de touttes ensemble une poignée; feuilles de camædris, fleurs de camomille et de tilleul de chaque une pincée. Après une infusion d'un quart d'heure coulez, partagez pour deux bouillons à prendre un à jeun, le second trois heures après dîner.

Continuer les bouillons huit jours consécutifs ; terminéz par la purgation cy-dessus.

En boisson ordinaire une tisanne faite avec les fleurs de camomille et de tilleul, après on donnera des nouvelles.

A Marcenat, ce 22 juin 1783.

CHABRIER M^d.

Et à la suite :

A la purgation cy-dessus, on y ajouttera demi gros polipode de chesne, autant écorce du Pérou et une pincée anis.

Elle ne faira aucun remède que de boire de tisanne faite avec la racine de patience dont on aura ôté le cœur.

Elle prendra le soir un bain de pied pendant six jours consécutifs.

Ce 20 octobre 1787.

CHABRIER M^d.

Copie conforme à l'original en notre possession.

Poitiers. — Imp. Blais et Roy, 7, rue Victor-Hugo. 7.

Les Eaux Minérales de l'Auvergne avant la Révolution

(Documents inédits pour servir à l'histoire du Mont-d'Or, de Saint-Nectaire et de Vic-sur-Cère)

I

L'Enquête de 1772

Le 25 avril 1772 parut la déclaration du Roi, portant établissement d'une Commission Royale de Médecine, pour l'examen des remèdes particuliers et la distribution des Eaux Minérales (1). Et presque aussitôt après son enregistrement par le Parlement de Paris, le 28 août de la même année, le duc de La Vrillière adressa aux Intendants la lettre ci-dessous :

Lettre du Duc de La Vrillière à M. de Chazerat, intendant d'Auvergne.

A Versailles, ce 3o septembre 1772.

Le Roy vient de rendre, Monsieur, une déclaration portant établissement d'une Commission Royale de Médecine pour l'examen des remèdes particuliers et la distribution des Eaux Minérales.

Par l'article XIX de cette déclaration, Sa Majesté attribue à la Commission la surintendance et inspection générale du commerce de ces Eaux, et lui accorde, à l'exclusion de tous autres, le droit de commettre par adjudication dans toute l'étendue du Royaume, telles personnes qu'elle avisera bon être, pour en faire la dis-

---

(1) A Paris, de l'Imprimerie Royale, 1772 (In-4° 11 pages). Exemplaire aux Archives du P.-de-D., C 1430.

tribution. — Sa Majesté n'entend point cependant priver les propriétaires des fonds, où sont situés les bains, sources ou fontaines d'eaux minérales, du droit de propriété et possession de ces eaux; mais Elle les soumet seulement, ainsi que tous ceux qui en seront distributeurs dans la Province, à la visite et inspection de Médecins et Chirurgiens qu'elle commettra par brevets sur le choix de la commission royale, comme tous ceux qui en distribueront à Paris ou à la suite de la Cour seront inspectés par des membres de la commission elle-même. Cette déclaration a été enregistrée le 28 du mois dernier au Parlement de Paris, et le Roy se propose de l'adresser très incessamment à toutes les autres Cours de Parlemens, pour y être également enregistrée. Comme Sa Majesté désire que tous ses sujets jouissent le plus promptement que faire se pourra du bien qui doit résulter de cet établissement, je vous prie, Monsieur, de me mettre d'avance à portée de procurer à la commission tous les renseignements dont elle a besoin sur les eaux minérales pour pouvoir diriger ses opérations. Vous voudrez bien, en conséquence, m'envoyer un état des bains, sources ou fontaines d'eaux minérales de votre généralité, en me mandant quels en sont les propriétaires, et ajouter, par forme d'observation, quel degré de confiance le public leur donne, quels sont les médecins ou autres gardes qui sont chargés d'en prendre soin par commission ou autrement; ou si ces eaux ne sont confiées à personne. Vous me ferez plaisir de me faire passer ces éclaircissements le plus tôt possible.

On ne peut être, plus parfaitement que je le suis, Monsieur, votre très humble et très obéissant serviteur.

Le Duc de LAVRILLIÈRE (1).

---

(1) *Arch. P.-de-D.*, *C 1435*. Original imprimé.

M. de Chazerat écrivit, le 29 octobre 1772, à ses subdélégués leur demandant les renseignements réclamés (1)

La liste de leurs réponses, rédigées sous forme de tableau, a été publiée dans la *Revue d'Auvergne* en 1893 (2).

Toutefois la réponse de M. Godivel, subdélégué de Besse, qui comptait dans son département les Eaux du Mont d'Or (3) et de Saint-Nectaire, n'ayant été retrouvée que depuis cette publication, nous donnons ici à titre d'exemple ce document inédit.

(1) Voici la liste des subdélégations dont la réponse est aux Archives du Puy-de-Dôme, série C 1431 : Aurillac, Arlanc, Billom, Brioude, La Chaise-Dieu, Chaudesaigues, Clermont, Issoire, Langeac, Lezoux, Mauriac, Riom, Vic-le-Comte. — On y trouve de très utiles et intéressants renseignements sur toutes les eaux minérales connues en Auvergne à cette époque.

(2) *Revue d'Auvergne* de 1893. *Enquête sur les Eaux Minérales de l'Auvergne*, 1772, pages 290 et 442.

(3) Voir une série de documents inédits sur les Eaux du Mont-d'Or, publiés par M. Charles Jaloustre, dans le rapport du Préfet du Puy-de-Dôme au Conseil général de ce département, pour la session d'avril 1893.

Le Mont-d'Or était depuis longtemps connu et fréquenté des médecins et des malades de toute la France, comme le montre la lettre suivante que Chomel, médecin du Roi, adresse en 1731 à M. Trudaine, intendant d'Auvergne.

A Vichy, le 6 juillet 1731.

Monsieur,

Je dois partir la semaine prochaine pour aller au Mont-d'Or y conduire plusieurs malades qui y doivent prendre les bains et les douches, entre autres Mme la comtesse de Bussée, M. Pasquier, grand maître des eaux et forests d'Orléans, Mme de Givaudan, etc.

Je vous supplie de me réserver une petite boette de remèdes de M. Helvetius pour les y distribuer aux pauvres qui s'adressent à moi. J'ay coutume d'en accorder une tous les ans, vous devez avoir receu les vottres il y a environ un moys. En attendant l'honneur de vous présenter mes respects, je suis avec tout l'attachement possible, Monsieur,

Votre très humble et très obéissant serviteur.

CHOMEL, Médecin du roy.
(Arch. P.-de-D., C 1380.)

Etat des Bains, Sources ou Fontaines Minérales de la Subdélégation de Besse, en 1772 (1).

A

Eaux du Mont d'Or.

1° Noms des lieux où sont placés les bains ou fontaines ?

Au pied du Mont-d'Or il y a un village appelé Bains à cause des bains qui y sont établis.

2° Noms des Bains ?

Dans ce village il y a trois bains. Le premier est appelé Bain de Cæsar. Le second et le troisième sont appelés Bains de la Magdeleine ; les deux bassins se touchent et ont chacun un gros bouillon, ils sont séparés par un mitoyen de planches afin que les personnes des deux sexes y soient en liberté. Il y avait un quatrième bain pour les chevaux ; mais il est détruit.

3° Noms des Sources ou Fontaines ?

Dans ce même village il y a deux sources, une qu'on appelle la fontaine de la Magdeleine et la seconde la fontaine de la Marguerite.

4° Noms des Médecins ou autres gens qui sont chargés de prendre soins de ces Bains ou Fontaines ?

M. Lavialle, médecin-intendant des Eaux et Bains du Mont-d'Or.

5° Date de leur brevet ?

6° Montant des sommes auxquelles les Eaux ou les Bains sont affermés ?

On ne tire aucun tribut des Bains ni des Eaux du Mont-d'Or ; mais on prend cinq sols pour chaque douche et ce droit est affermé cent vingt livres par an

(1) Archives du P.-de-D., G 1773.

au profit de Mme de la Rocheaymon, qui entretient les Bains et les Fontaines des réparations nécessaires.

7° *Noms des propriétaires des Sources?*

Mme de la Rocheaymon qui est dame du lieu est propriétaire des Bains et des Sources.

8° *Propriétés des Bains et des Eaux?*

Les Bains du Mont-d'Or sont sans contredit préférables à tous ceux que nous connaissons en France, tant pour la douceur du soufre que pour la qualité et petite quantité de sel de vrai nitre dont ils sont imprégnés ce qui les rend plus propres à baigner qu'à boire, étant extrêmement onctueux et balsamiques. Le bain de César est le plus chaud et ne convient qu'à des tempéraments robustes, les deux autres sont plus tempérés; la nature leur a donné un degré de chaleur si analogue au sang qu'on se baigne et qu'on reçoit la douche dans la source. Il faudrait un volume entier pour expliquer et détailler la propriété des Bains et des Eaux du Mont-d'Or.

Les bains conviennent aux personnes affligées de rhumatismes, paralysies, sciatiques, aux personnes qui ont des rétrécissements ou relâchements des nerfs; ceux qui ont le genre nerveux attaqué sont très soulagés par les sueurs abondantes qu'ils éprouvent. — Ils ne conviennent pas moins dans les anchiloses, dans les coups de feu et de fer; on a toujours remarqué que ces bains ne conviennent qu'à ceux qui ont besoin d'une transpiration abondante et des remèdes spiritueux capables d'animer les fonctions des organes interrompues ou altérées et de rétablir la transpiration. Les personnes qui ont des membres fracturés ou disloqués ont été guéries par les Bains du Mont-d'Or. On voit de très bons effets de la douche dans les migraines occasionnées par des sérosités entre cuir et chair, dans les rhumatismes de tête, humeurs froides et surdités. La grande réputation dont jouissent les Eaux du

Mont-d'Or est trop bien établie pour vouloir encore l'accréditer. Leur boisson a produit la guérison à des milliers de personnes attaquées d'asthme glaireux, à des péripneumoniques, à ceux qui avaient des tubercules aux poumons. Ceux qui ont une poitrine fêlée, altérée par la débauche, dont le crachement est sale, visqueux et épais, y trouvent une guérison radicale. Les personnes attaquées de dysenteries invétérées, de cours de ventre, de dérangement d'estomach en sont parfaitement guéries aussi bien que celles qui avaient des ulcères aux poumons.

9° Observations sur la confiance que le public donne à ces Eaux.

Les bains et les eaux de la Magdeleine du Mont-d'Or ont opéré des guérisons si multiples que leur réputation a passé même chez l'étranger. On voit venir à ces sources des personnes de toutes parts, de toutes conditions, de tous sexes et c'est avec juste titre qu'on leur donne une préférence aux autres énoncées en cet état.

On en transporte même jusque dans la capitale du royaume.

B

Eaux de Saint-Nectaire.

(Réponse aux mêmes questions que dessus.)

3° Aux environs du bourg de Saint-Nectaire on trouve différentes sources d'eau minérale tant chaude que froide. A un quart de lieue de ce bourg, dans un vallon ouvert, il y a une source très considérable d'eau chaude qu'on appelle le Gros-Bouillon, couverte d'une voûte faite en rond dans laquelle est une bâtisse de sept à huit pieds en rond. Les eaux de ce Gros-Bouillon découlent par un canal dans un ruisseau qui est à douze pieds de la source. On n'a pas donné des noms différents aux autres sources.

4° Le propriétaire de la source.

6° Le Gros-Bouillon des eaux de Saint-Nectaire est placé dans un fonds d'un propriétaire qui fait payer un sol pour chaque quart d'eau que l'on emporte. Les buveurs d'eau sur les lieux ne donnent que ce qu'ils veulent.

7° Estienne Bergogne, propriétaire de la source du Gros-Bouillon de Saint-Nectaire.

8° Les eaux de Saint-Nectaire conviennent dans les cas d'obstruction soit du foye, des glandes, du mésantère, dans les embarras des reins, dans les épanchements sénils, dans la jaunisse et pâles couleurs des filles. Elles procurent les menstrues. Elles netoyent bien les premières voies, dégagent l'estomach et emportent les crudités, les mauvais levains qui entretiennent les fièvres intermittentes et les fièvres quartes. Elles poussent les sablons ou graviers embarrassés dans les rheins. Elles produisent de bons succès dans les migraines, les douleurs de têtes invétérées. Elles rétablissent l'appétit et les personnes attaquées de coliques billeuses ou venteuses sont très souvent guéries par leur boisson.

9° Les eaux de Saint-Nectaire sont très en usage dans la Haute Auvergne, comme du côté d'Aurillac, Mauriac, Bort et autres endroits circonvoisins. Les guérisons qu'elles ont opérées leur ont acquis une réputation fort ancienne et qu'elles méritent à juste titre. On les transporte dans différents lieux lorsque les malades ne peuvent y venir. Les autres sources mentionnées n'ont pas une réputation établie ny étendue; il n'y a que les personnes qui sont aux environs qui en fassent usage.

C

Eaux de La Villetour.

3° A trois cents pas de la ville de Besse, il y a une source d'eau minérale froide près d'une chapelle qu'on appelle de La Villetour.

4° Personne.

7° Cette source naît dans un communal au bord de la rivière de Couze.

8° Les eaux de La Villetour, près de la ville de Besse, conviennent dans le cas d'épaississement du sang, dans les douleurs de tête invétérées, lorsqu'il s'agit de bien vider les premières voyes, ceux qui ont un tempérament fort et robuste en font usage; mais elles sont contre-indiquées aux pneumoniques, à ceux qui ont le tissu des intestins délicat, tendu et échauffé.

D

Eaux de Sainte-Marguerite du Vernet

3° A quatre cents pas du Vernet on trouve une source assez abondante, couverte d'une petite voûte; on l'appelle la source de Sainte-Marguerite à cause d'une image de cette sainte que les habitants y ont placée.

4° Personne.

8° On ne reconnaît dans les eaux de Sainte-Marguerite du Vernet d'autre vertu particulière que celle d'é guiser l'appétit et de rafraîchir. On n'en fait presque pas usage.

E

Eaux de Saurier.

3° Dans les environs du bourg de Saurier on trouve

deux ou trois sources d'eaux minérales qui participent des thermales et des acidulées.

4° Personne.

8° Les eaux qui se trouvent dans les environs du bourg de Saurier conviennent dans les dérangements d'estomach, dans les obstructions de la rate, dans les fièvres intermittentes, rescentes, surtout lorsqu'il s'agit de ranimer un estomach affaibli, de briser la viscosité du suc gastrique.

F

Eaux de Leins.

3° A un quart de lieue de château de Coteuge, il y a une source d'eau froide près d'un village qu'on appelle Leins.

4° Personne.

8° Les eaux de Leins, près de Coteuge, ont à peu près la même qualité et les mêmes propriétés que celles de La Villetour, près de la ville de Besse.

II

Les militaires aux stations du Mont-Dore et de Vic-sur-Cère

(1723-1751)

On s'abuserait étrangement en croyant que la période de vogue et de succès réels de nos stations thermales de l'Auvergne ne date que de 1772.

La lettre du médecin Chomel, que nous donnons plus haut, suffirait du reste à démontrer le contraire. Nos eaux étaient si connues que les malades de la noblesse et de la bourgeoisie s'y rendaient d'une façon presque aussi régulière qu'aujourd'hui. Les guérisons nom-

breuses firent beaucoup de bruit dans le monde médical ; et le gouvernement royal, toujours soucieux de la
santé de ses soldats et de ses officiers, n'hésita pas
à leur accorder des congés et des subventions pour
aller au Mont-Dore ou Vic-en-Carladez essayer de guérir les rhumatismes et les blessures contractés au service de la France et du Roi.

Par la lettre qu'on va lire, écrite par M. de Breteuil
à M. de la Granville, intendant d'Auvergne, on voit que
ces deux stations thermales furent fréquentées par les
militaires dès les premiers années du xviii° siècle :

Lettre de M. de Breteuil à l'intendant d'Auvergne (1).

A Meudon, le 25 juillet 1723.

Le Roy désirant être informé, Monsieur, si les officiers auxquels Sa Majesté veut bien accorder des
congés ou des gratifications pour aller aux Eaux, y
vont effectivement, je vous suplie de vouloir bien donner vos ordres pour vous en faire rendre compte et de
m'envoyer ensuite un état contenant les noms de ceux
qui se sont rendus pour cet effet pendant la première
saison dans les lieux de votre département où se prennent les dites Eaux, en marquant les régiments dont
ils sont. Vous en userez, s'il vous plaît, de même après
la seconde saison, afin que Sa Majesté puisse distin-
guer les officiers qui, en luy représentant leurs besoins, ont exposé la vérité, d'avec ceux qui lui en ont
imposé.

Je suis avec un très sincère et très parfait attachement, Monsieur, votre très humble et très obéissant
serviteur.

DE BRETEUIL.

---

(1) Cette lettre et les documents qui suivent se trouvent dans
les Archives du P.-de-D., série C, Affaires militaires.

Réponse de l'Intendant.

A Riom, le 27 septembre 1723.

Monsieur,

Suivant la lettre que vous m'avez fait l'honneur de m'écrire le 25 juillet dernier, je me suis informé des officiers qui ont pris les Eaux dans mon département pendant la première saison de la présente année. Je vous en envoye l'état ci-joint. Lorsque j'ay reçu vos ordres la saison étant déjà avancée et la plus part des officiers s'en étant retournés, il y en a quatre dont je n'ay pu savoir les régiments ; mais j'ai pris des mesures pour en estre informé de bonne heure à l'avenir afin de pouvoir vous en rendre un compte exact.

Je suis, etc.

DE LA GRANVILLE.

État et noms des officiers des troupes qui ont pris les bains du Mont-d'Or l'année présente 1723.

MM. D'Aheron.

De la Veyrinne.

Le Chevalier de Taluanne.

De la Vergne, garde du Roy.

Le Queuil, garde du Roy.

Un lieutenant du régiment du Maine dont on ne sait pas le nom.

Il y est décédé un officier sur la fin du mois d'aoust dernier qui s'appelait Jean Alouber, logé chez le Sʳ Degirau.

On ne peut savoir de quels régiments ils sont ; on s'informera à l'avenir de leurs noms et qualités, de leur régiment et de leurs résidences.

Par une nouvelle lettre de M. de Breteuil datée du 17 novembre, nous savons qu'il ne vint pas d'officiers aux eaux d'Auvergne dans la seconde saison de 1723.

*
* *

Le 12 août l'intendant avait écrit à son subdélégué à Aurillac, pour avoir un état semblable quant aux eaux de Vic. — La réponse fut négative, il n'était pas venu un seul officier prendre les eaux en 1723.

En 1724, le Mont-d'Or reçut pendant les mois de mai et de juin les officiers suivants : M. le chevalier de Montleger, lieutenant-colonel au régiment d'Orléans-infanterie.

M. Le chevalier de Labroux, capitaine au dit régiment.

M. de Saint-Didier, capitaine au dit régiment.

Durant la seconde saison, M. de Lignerac seul a été prendre les eaux ; aucun autre officier n'a paru au Mont-d'Or.

A Vic : Un seul officier, le S^r Du Mazel de la Salvanie du Pressat, se disant capitaine de cavalerie.

Note : On n'a pas pu savoir dans quel régiment ; il disait avoir été capitaine dans le régiment de Matignon et se disait être du côté de Tulle en Limousin.

En 1725, le Mont-d'Or reçut durant la seconde saison (15 août-15 septembre).

MM.

De Décon, capitaine en second au régiment Dalmenstein-cavalerie.

De Trémion, lieutenant au même régiment.

Le chevalier de Monmorin, capitaine dans le régiment de Brolhac-cavalerie.

Un cavalier dans le régiment Dalmenstein.

En 1726, la liste délivrée par le sieur Michel Boyer,

premier consul de la paroisse du Mont-d'Or, porte les noms suivants:

En juin :

Le marquis de Lignerac, lieutenant du Roy, de la Haute-Auvergne.

En juillet :

M. de Laubannet, brigadier des armées du Roy.

M. Paquin, lieutenant de cavalerie au régiment de Briom, compagnie d'Arborette.

M. de la Remondye, capitaine au régiment de la Cornette-Blanche-cavalerie.

En août :

Le chevalier de Pleust, chevalier de St-Louis; on n'a pu connaître son régiment.

En septembre:

M. de Vignol, ayde-major des mousquetaires noirs (*seconde compagnie*).

M. de Prades, brigadier des armées du Roy.

A Vic-en-Carladez, aucun officier.

A Vic-le-Comte : M. de Servières, gentilhomme du Forest, lieutenant dans le régiment de Lyonnais-infanterie.

En 1729, le Mont-d'Or eut pour hôtes :

M. d'Anjoiny, chef de brigade dans les gardes du corps, et M. Ligier, lieutenant au régiment de Piémont-infanterie.

Vic-en-Carladez reçut la visite de M. du Montel, de la ville de Figeac, commandant un bataillon de la milice du Querey.

Jusqu'en 1750 tout se passait un peu en famille et un certain nombre d'officiers, après avoir obtenu un congé pour aller faire une cure thermale, s'en allaient directement dans leurs familles, sans plus songer aux eaux minérales. Le 7 juin de cette même année, M. d'Argenson écrit à l'intendant pour avoir par quinzaine la liste exacte des officiers qui se trouvent dans son ressort. L'intendant répond qu'il enverra l'état demandé, avec d'autant plus de facilité que deux stations thermales de l'Auvergne sont seulement fréquentées des étrangers à cette époque : le Mont-d'Or et Vic-en-Carladez.

Durant la saison de 1751 se trouvaient au Mont-d'Or :

MM.

Le comte de Lastic, capitaine au régiment de St-Jal-cavalerie, atteint de mal de poitrine. A bu les eaux et a été soulagé.

Le comte de la Tour d'Auvergne, capitaine au régiment du Dauphin-cavalerie, pour une blessure à un talon reçue à Fontenay. A esté peu soulagé et est parti avec des douleurs aiguës à la jambe.

De Muzet, maréchal-des-logis au régiment de Brezons-cavalerie, atteint de rhumatismes. A reçu du soulagement.

De Saint-Hubert, lieutenant au régiment de St-Jal-cavalerie, atteint de rhumatismes. Il est mort aux bains.

La Chesnaye, capitaine de grenadiers au régiment de la Sarre, atteint du mal de poitrine. A bu les eaux.

Ferrand, du régiment de Brezons-cavalerie, prend les eaux et les bains.

De Fraisse, du régiment de Brezons-cavalerie. Idem.

De la Chaud, lieutenant-colonel du régiment de Touraine-infanterie, a pris les bains.

Le vicomte Descars, colonel du régiment Descars-cavalerie, prend les eaux et les bains.

De Leybros de Sauvebeuf, capitaine au régiment de Cambize. Idem.

De Langeac, colonel au régiment de Conty-cavalerie, atteint d'une paralysie à une cuisse. Prend les bains.

Labatisse de Fontmause, capitaine au régiment de Piémont. A la poitrine délicate; boit les eaux.

Les choses continuèrent ainsi jusqu'à la Révolution, car si nous ne trouvons plus les listes des officiers, nous retrouvons encore la minute des lettres d'envoi de ces listes jusqu'en 1793.

Mais à partir de cette époque tout change et par les deux lettres qui vont suivre on peut voir que, si la clientèle du Mont-d'Or a beaucoup augmenté en nombre, elle a beaucoup perdu aussi en qualité :

I

Antoine Valon, capitaine invalide de l'Hôtel des Vétérans invalides.

Aux membres composants le département du Puy-de-Dôme (1).

Aux Bains du Mont-d'Or,
Le 27 juin 1793. L'an 2me.

Officier d'un établissement dont les membres après avoir été les boucliers de la patrie en sont devenus les ornemens intéressans, je suis venu ici par autorité de la République et à sa charge pour y chercher des remèdes contre des maux et des souffrances qui ont pour origine les blessures les plus honorables. Ne pouvant me procurer du pain blanc, même au plus cher denier ! Faudra-t-il, qu'après avoir consacré ma vie

(1) Arch. P.-de-D., *Administration centrale, L. 40* et suivantes.

pour l'honneur et la défense de ma patrie, que je succombe sous le joug de la faim. — J'ai déjà envoyé plusieurs fois à Clermont ; mais inutilement. — Le rang et les places où vous êtes élevés, mes devoirs que j'ay rempli pendant 40 ans avec l'universalité des suffrages ! Voilà des titres indispensables à vos yeux pour vous décider à donner des ordres pour que je puisse prendre en payant chez un boulanger une livre et demie de pain par jour et une énusie? de bled que le citoyen Ballet retira en mon nom, lequel pain j'envoyrai chercher deux fois par semaine. — Salut citoyen. — Estime et fraternité. ·

VALON.

II

« Besse, ce 7 prairial, 2ᵉ année républicaine.

Les administrateurs du district de Besse aux administrateurs du département du Puy-de-Dôme.

Citoyens,

Il arrive journellement ici des militaires qui se rendent aux bains du Mont-d'Or pour y boire les eaux ou pour y prendre les bains, presque tous manquent de vêtements tels que vestes, culottes, bas, souliers et surtout de chemises, parce que plusieurs d'entr'eux prennent des remèdes qui leur font éprouver de violentes sueurs...

Les administrateurs demandent ce qu'il faut faire, car ils ont déjà donné tout ce qu'ils avaient et leur magasin militaire est vide. De plus la disette des grains est grande dans le district et ils ne pourront plus fournir de pain à ces militaires; d'autant plus, disent-ils, qu' « on nous assure journellement qu'il y aura au

moins 400 défenseurs de la patrie qui se rendront aux
Bains du Mont-d'Or (1).

Les administrateurs du département leur répondirent
de s'adresser pour les vêtements à la sixième commission, chargée de l'administration des hôpitaux, et quant
aux grains, ils croient que les administrateurs de
Besse exagèrent, puisqu'ils ont un grenier à grains en
leur ville.

Cet état de parfaite démocratie ne dura pas longtemps, heureusement pour la station, et une lettre de
la comtesse de Bizemont nous apprend qu'en 1822 (2)
la clientèle élégante se rendait régulièrement au Mont-
d'Or et que les prix y étaient très élevés en raison in-
verse du confortable.

(1) Arch. P. de D. *Administration centrale*, *L.* 40 et suivantes.
(2) Médecine anecdotique, historique et littéraire de 1903, p. 272.

Le
Corps médical en Auvergne durant la Révolution

Documents inédits.

La Révolution dut à son origine créer de nombreuses armées et le service de santé des anciennes troupes royales se trouvant insuffisant, il fallut se procurer, à tout prix et sans retard, les officiers de santé (1) et les pharmaciens nécessaires, et, pour cela, dès le soi-disant début du règne de la liberté, on employa la réquisition, c'est-à-dire la violence et l'arbitraire.

Les archives du Puy-de-Dôme contiennent sur cette époque de l'histoire de la médecine dans notre province plusieurs documents qui méritent d'être connus.

***

<table>
<tr><td>DEUXIÈME DIVISION
—
Hôpitaux militaires
--
Circulaire
—</td><td>Paris, le 30 juin 1793,
l'an deuxième de la République

LE MINISTRE DE LA GUERRE</td></tr>
</table>

Aux citoyens composant le Directoire du département du *Puy-de-Dôme à Clermont* (2).

Le Conseil de santé, employé près le département

(1) *La Convention avait supprimé les titres de docteur en médecine et de chirurgien et les avait remplacés par celui d'officiers de santé.*
(2) Arch. P.-de-D., série L ,40.

de la Guerre, m'a exposé, citoyens, les difficultés qu'il éprouve pour trouver un nombre d'élèves en pharmacie suffisant aux besoins actuel de nos armées.

Je vous prie, en conséquence, de vouloir bien prendre par vous-mêmes et par le moyen des corps administratifs qui vous sont subordonnés, des renseignements sur les jeunes gens de cette profession qui existent dans l'étendue de votre Département. Après avoir fait constater leur civisme et le degré de capacité de chacun d'eux, vous jugerez sans doute convenable, en en exceptant un par chaque district de votre Département de la Loi du recrutement, de les mettre en état de réquisition permanente, pour être prêts à se porter au premier ordre qu'ils en recevraient de moi, partout où ils pourraient devenir nécessaires au service des pharmaciens dans les armées.

Je vous prie d'apporter à l'objet de ma demande tout l'intérêt qu'exige le soulagement de nos frères d'armes et de mettre, autant qu'il sera possible, la plus grande célérité à vous procurer et à me transmettre les renseignements dont j'ai besoin pour assurer le service.

Vous voudrez bien exprimer, dans les états que vous m'adresserez, les nom, prénoms, âge, lieu de naissance, de domicile et l'époque de l'apprentissage des études ou exercice de l'art de tous les citoyens que vous m'indiquerez, et la date de la réquisition que vous leur aurez faite au nom de la Patrie.

J. BOUCHOTE.

Ci-joint des exemplaires pour être envoyés aux districts du département.

*
* *

Les administrateurs des départements envoyèrent la Circulaire du ministre et reçurent les réponses suivantes :

A Riom : aucun élève en pharmacie.
A Ambert : —
A Thiers : —
A Besse : — (1)

***

A peine ces renseignements arrivés à Paris, un nouveau décret de la Convention en demande de semblables sur les médecins et les chirurgiens.

DÉCRET
DE LA
CONVENTION NATIONALE

Bureaux des Lois
4ᵐᵉ DIVISION
Département de la Guerre
N° 1311
G. 1309.

Du premier août 1793, l'an second de la République Française, qui met à la réquisition du Ministre de la Guerre les Officiers de santé, Pharmaciens, Chirurgiens, et Médecins, depuis dix-huit ans jusqu'à quarante ans (2).

La Convention Nationale, après avoir entendu le rapport de son comité de la guerre, décrète ce qui suit :

Article Premier

Tous les Officiers de santé, Pharmaciens, Chirurgiens et Médecins, depuis l'âge de dix-huit ans jusqu'à celui de quarante, sont mis à la réquisition du ministre de la Guerre.

II

En conséquence les citoyens ci-dessus seront tenus

---

(1) La profession de pharmacien ne paraît pas avoir été très en honneur en Auvergne à cette époque.
(2) Arch. P.-de-D., série L., 40.

d'adresser au Ministre de la Guerre, quinze jours après la publication du présent décret, des attestations qui constatent :

1° Les noms de leur famille et du lieu de leur résidence ;

2° Leur âge ;

3° Le nom du département dans lequel ils sont domiciliés ;

4° Le temps depuis lequel ils étudient et exercent leur art ;

5° Un exemplaire des ouvrages qu'ils auront pu avoir publiés dans leurs professions respectives.

III

Les attestations seront délivrées par la Municipalité, sur l'exhibition des titres de ceux qui les requerront, et visées par le Directoire de district et de département.

IV

Nul certificat ne sera reçu par la Municipalité, s'il ne constate que le citoyen qui le présente étudie la chirurgie, pharmacie ou médecine, depuis un an au moins.

V

Au moyen des dispositions ci-dessus, les citoyens mentionnés en l'article premier sont censés être en réquisition permanente pour le service de santé des armées, et ne pourront être compris dans les différents recrutements qui s'opéreront en qualité de volontaires.

VI

Tous les officiers de santé qui sont actuellement comme volontaires dans les hôpitaux militaires, ou comme officiers de santé des armées, s'ils en sont jugés dignes par le Comité de santé.

Visé par l'Inspecteur, signé: J.-C. BATELLIER.

Collationné à l'original par nous, présidents et secrétaires de la Convention Nationale. A Paris, le premier août 1793, l'an second de la République Française.

Signé : Bréard, *ex-président ;* Dartigoeyte et Thirion, *secrétaires.*

Au nom de la République, le Conseil exécutif provisoire mande et ordonne à tous les corps administratifs et tribunaux, que la présente loi ils fassent consigner dans leurs registres, lire, publier et afficher, et exécuter dans leur département et ressorts respectifs. En foi de que, nous y avons apposé notre signature et le sceau de la République.

A Paris, le premier jour du mois d'Août mil sept cent quatre-vingt-treize, l'an second de la République Française (1).

Signé : Gohier, président ; *Contresigné :* Gohier, et scellé du sceau de la République.

Certifié conforme :

Le Ministre de la Guerre.

De l'Imprimerie de Guillaume et Pougin, imprimeurs du département de la Guerre, rue de la Michodière, n° 3, près les Bains Orientaux.

A la suite de ce décret, les administrateurs du Puy-de-Dôme reçurent la lettre qu'on va lire.

Deuxième Division. Hôpitaux Militaires.

Paris, le 31 août 1793, l'an II de la République une et indivisible.

Gautier, *adjoint au ministre de la Guerre, aux membres composant le Directoire du département du Puy-de-Dôme.*

Le bien du service des armées, l'humanité et le sou-

---

(1) *C'est seulement le 5 octobre 1793 qu'il fut décidé que la première année républicaine commencerait le 22 septembre 1792, jour de la proclamation de la République en France. Le 1er août 1793 se trouva ainsi reporté à l'an premier de la République.*

lagement de nos frères d'armes, ayant déterminé, Citoyens, la Convention nationale à rendre, le premier de ce mois, un décret qui met à la réquisition du Ministre de la Guerre tous les officiers de santé, médecins, chirurgiens et apothicaires, depuis l'âge de 18 ans jusqu'à 40, pour être employés lorsque le besoin l'exigera ; le Ministre vous invite à coopérer en tout ce qui peut dépendre de vous à l'exécution prompte de cette loi bienfaisante. Vous en trouverez ici plusieurs exemplaires.

Pour parvenir à ce but salutaire, le Ministre attend de votre dévouement à la chose publique que, correspondant avec lui, vous prendrez les mesures les plus efficaces et les renseignements les plus positifs, pour lui faire connaître par noms, prénoms, âge, domicile, district, profession et capacité, tous les officiers de santé depuis 18 ans jusqu'à 40 qui existent dans votre département.

Je ne doute pas que les districts et la municipalité, auxquels je vous prie d'adresser copie de cette circulaire, ne se prêtent avec empressement à vous seconder et à donner sur les officiers de santé, domiciliés dans leur arrondissement, tous les renseignements qui viennent d'être indiqués.

C'est en prenant de pareilles mesures que certains des talents, de la capacité et du patriotisme de ceux des officiers de santé qui devront être employés de préférence, non seulement nous assureront le service de santé des armées, objet si digne de nos soins fraternels, mais que nous parviendrons encore à purger les hôpitaux militaires de quelques hommes dont l'ignorance et l'incivisme sont également dangereux, pour les remplacer par des républicains d'un mérite reconnu et faits pour nous rassurer sur le soulagement et la conservation de nos frères d'armes.

P. N. Gautier

***

On fit grande diligence pour envoyer sans retard l'état du corps médical dans le département :

Etat général des officiers de santé du département du Puy-de-Dôme mis à la disposition du Ministre de la Guerre en vertu de la loi du 1ᵉʳ août 1793 (vieux style).

DISTRICT DE CLERMONT

FRANÇOIS THORE, 24 ans, né à Sautes, paroisse de Mauzat, a un certificat d'un an de service des malades donné par le citoyen Bonnet, chirurgien en chef de l'Hôtel-Dieu, du 30 août 1793, a fait son cours d'Anatomie.

ANTOINE ASTIER, 18 ans, à Clermont, a un certificat du sieur Bonnet qui constate qu'il a assisté au cours d'Anatomie et soigné les malades durant 30 mois.

JACQUES AUDIN, 21 ans, né à Montaigut-en-Combrailles. A des certificats de Lespinasse, chirurgien, et Cornereau, médecin à Montluçon, du 20 août 1793.

MICHEL VÉDRINE, 23 ans, né à Singles, a un certificat du sieur Bonnet qui constate qu'il a suivi les cours d'Anatomie, etc., et fait le service d'hôpital pendant 27 mois. — Elève très intelligent.

ANTOINE PAITRE, 20 ans, né à Cournon, a un certificat du chirurgien-major de l'Hôtel-Dieu, qui atteste sa capacité, du 19 août 1793.

ANDRÉ RENARD, 23 ans, né à Clermont, a le même certificat que le précédent.

PHILIPPE BRESSON, 20 ans, né à Pont-du-Château, même certificat.

MICHEL MESTRE, 22 ans, né à Cournon, même certificat.

FRANÇOIS BOYER, 21 ans, né à Cournon, même certificat.

Jean-Baptiste Pennissat, 23 ans, né à Champet. Ce
citoyen n'est porteur d'aucun certificat, tient boutique ouverte d'apothicaire et se dit médecin. Depuis
lors de la levée en masse il est parti comme officier
de santé pour l'armée devant Lyon.

Rouchier, né à La Roche, est porteur de toutes les
pièces exigées par la Loi.

Nicolas Grangier, 19 ans, né à Saint-Pourçain, a un
certificat du citoyen Mossier, apothicaire et chimiste,
du 17 août 1793, qui atteste une étude faite avec
beaucoup d'application pendant 4 ans dans la chimie
et la pharmacie.

DISTRICT DE MONTAIGUT

François Mandet, né à Menat.
Chabrol, né à Montaigut.
Jacques Géraud, né à Pionsat.
Gervais Chardonnet, né à Pionsat.

Le district de Montaigut n'a pas donné de plus grands renseignements sur ces quatre citoyens.

DISTRICT DE RIOM

Pierre-Hubert Gerzat, 36 ans, exerce depuis 12 ans,
bon chirurgien et médecin. N'est pas bien civique.

Jean-Juste Chossier, 34 ans, exerce depuis 8 ans, bon
médecin, civique.

Gabriel Baulaton, 36 ans, exerce depuis 2 ans, peu
employé, à cause de sa jeunesse, civique.

Antoine-Joseph-Victor Duchier, 36 ans, exerce depuis
7 ans, bon chirurgien, civique.

Joseph Fournier, 37 ans, exerce depuis 7 ans, non chirurgien, civique.

Gilbert-Annet Serciron, 35 ans, exerce à Pontgibaud,

bon médecin et chirurgien, prévenu d'avoir recellé
des biens d'émigrés et reclus à Riom.

JEAN-BAPTISTE-MAXIME DESLIENS, 34 ans, exerce à Aigueperse depuis 12 ans, bon médecin, bon républicain.

PIERRE-ANTOINE LAGOUTTE, 36 ans, exerce à Aigueperse
depuis 14 ans, chirurgien, d'un civisme douteux.

JACQUES DEGEORGE, 26 ans, exerce à Aigueperse, depuis 7 ans, chirurgien, bon républicain.

DISTRICT DE THIERS

PIERRE DELAPCHER-DUCHASSAING, 36 ans, exerce à Lezoux, médecin, fonctionnaire public.

JOSEPH GOUTTE-BESSIS, 29 ans, exerce à Lezoux, médecin.

BARTHELEMI JARRIER, 38 ans, exerce à Lezoux, chirurgien.

FRANÇOIS-MARIE TRÉBUCHET, 36 ans, exerce à Lezoux,
chirurgien.

GUILLAUME ACHARD, 37 ans, exerce à Lezoux, chirurgien.

ANTOINE DESANDIS, 35 ans, exerce à Vollore-Ville, chirurgien, a six enfants.

FRANÇOIS TACHARD, 30 ans, exerce à Maringues, chirurgien.

PIERRE BERGOUGNIOUX, 30 ans, exerce à Maringues, est
détenu dans la maison d'arrêt pour incivisme.

FOULHOUSE, 24 ans, exerce à Escoutoux, médecin.

JACQUES DELAIRE, 37 ans, exerce à Celles, chirurgien.

GUILLAUME COURBI, 36 ans, exerce à Ris, médecin.

JEAN-FRANÇOIS-PHILIPPE COURBY, 38 ans, exerce à Thiers,
chirurgien.

JEAN-BAPTISTE CONSTANT, 39 ans, exerce à Thiers, chirurgien.

DEBIRAT, 43 ans, exerce à Thiers, chirurgien.

DISTRICT D'ISSOIRE

PRIEUR, 36 ans, exerce à Issoire, médecin, patriote modéré.

PIGNOT, 36 ans, exerce à Issoire, chirurgien, patriote chaud, a été chirurgien-major dans les armées.

COLANGES-BARRIÈRE, 37 ans, à Issoire, chirurgien, bon patriote.

MALO fils, 31 ans, exerce à Issoire, apothicaire, patriote modéré.

COLANGES-BLANC, 33 ans, exerce à Issoire, chirurgien, bon patriote.

BOUDET, 39 ans, exerce à Ardes, médecin, patriote.

DURIF, 34 ans, exerce à Ardes, chirurgien, patriote.

FOURNIER, 37 ans, exerce à Brassac, chirurgien, patriote.

PROHET, 30 ans, exerce à Champeix, chirurgien, patriote.

ACHON, 35 ans, exerce à Champeix, chirurgien, patriote.

CHEVANT, 34 ans, exerce à La Montgie, chirurgien, patriote.

FOURNIER, 38 ans, exerce à Nescher, chirurgien, patriote.

GIROT, 38 ans, exerce à Saint-Germain-Lembron, chirurgien, patriote modéré.

COLANGES, fils aîné, 38 ans, exerce à Saint-Germain-Lembron, chirurgien, patriote.

PHILIBERT, 26 ans, exerce à Sauxillanges, chirurgien, patriote.

MALOS, 27 ans, exerce à Sauxillanges, chirurgien, patriote.

BOURBON, fils, 24 ans, exerce à Antoing, chirurgien, peu patriote.

DISTRICT DE BILLOM

GABRIEL CHOUSSY, 26 ans, exerce à Billom, chirurgien, patriote zélé.

Jean-Baptiste Choussy, 31 ans, exerce à Billom, médecin.

Yves Margerides, 38 ans, exerce à Vic-sur-Allier, chirurgien.

Bonjour, 38 ans, exerce à Mirefleurs, chirurgien.

Vu et certifié par nous, administrateurs du département du Puy-de-Dôme.

A Clermont, huit germinal de l'an deux de la République une et indivisible.

***

Les médecins montrèrent beaucoup d'enthousiasme pour courir aux frontières menacées, et ce n'est certes pas, si on en juge par le tableau ci-dessous, la perspective de brillants appointements qui provoqua ce patriotique mouvement.

***

DÉCRET DE LA CONVENTION NATIONALE

Du 3 ventôse an second de la République Française une et indivisible.

Relatif au service de santé des armées et des hôpitaux militaires.

Page 14. — *Tableau des appointemens des officiers de santé de diverses classes, et des sous-employés et infirmiers attachés aux hôpitaux ambulants et sédentaires à la suite des armées, et aux hôpitaux militaires fixes, conformément au décret du 3 ventôse, an IIe de la République* (1).

---

(1) Arch. du P.-de-D : *L'Administration centrale.*

QUALITÉS, GRADES ET CLASSES	APPOINTEMENTS PAR MOIS
Aux médecins, chirurgiens et pharmaciens en chef des armées	600 liv.
Aux médecins, chirurgiens et pharmaciens de première classe...........................	400 —
Aux chirurgiens et pharmaciens de deuxième classe	300 —
Aux chirurgiens et pharmaciens de troisième classe	200 —
Aux sous-employés et infirmiers de première classe	90 —
Aux sous-employés et infirmiers de deuxième classe	60 —

Visé par les inspecteurs. Signé : BOUILLEROT et PÉRARD (1).

En dehors des renseignements qui précèdent, nous ignorons presque tout sur les praticiens de l'Auvergne pendant le début de la Révolution, et il faut arriver à l'an X pour voir apparaître le premier annuaire médical auquel nous empruntons les passages qui ont trait aux médecins, chirurgiens et pharmaciens du Cantal et du Puy-de-Dôme (2).

DÉPARTEMENT DU CANTAL

Médecins.

BOUTAL (Guillaume), natif de Riom, âgé de 30 ans, reçu docteur médecin en l'an 2, à Montpellier, dépar-

(1) Imprimé in-4°, 72 pages. Imp. Delcros et fils. Clermont-F.. An IIe.

(2) DICTIONNAIRE DES MÉDECINS, CHIRURGIENS ET PHARMACIENS FRANÇAIS LÉGALEMENT REÇUS AVANT ET DEPUIS LA FONDATION DE LA RÉPUBLIQUE FRANÇAISE. *Paris, an X. — Le seul exemplaire que nous connaissions se trouve au département des imprimés de la Bibliothèque nationale : T. 9/5.*

tement de l'Hérault ; ont signé sur son diplôme : les citoyens Réné, doyen ; Vincent, secrétaire, et exerce depuis 8 ans à Riom.

Clavières (Antoine-François), natif de Pierrefort, âgé de 37 ans, reçu docteur médecin en l'année 1788, à Rheims (Marne); ont signé sur ses lettres : les citoyens Fillon, doyen ; Taqué, secrétaire, et exerce depuis 14 ans à Pierrefort.

Cruège (Antoine), natif de Crandelle, âgé de 30 ans, reçu docteur médecin en l'année 1792, à Montpellier (Hérault); ont signé sur ses lettres : les citoyens Réné, doyen ; Gouan, sous-doyen ; Brun, Broussard, Baumes, Fouquet, professeurs ; Vincent, secrétaire, et exerce depuis 10 ans à Aurillac.

Delzangles-Labastide (Pierre-Guillaume), natif de Fontanges, âgé de 46 ans, reçu docteur médecin en l'année 1776, à Montpellier (Hérault); ont signé sur ses lettres : les citoyens Barthez, chancelier ; Vincent, secrétaire, et exerce depuis 21 ans à Fontanges.

Durat-Lassalle (Jean-Baptiste), âgé de 58 ans, reçu docteur médecin en l'année 1775, à Valence (Drôme), et exerce depuis 2 ans à Aurillac.

Nota. — Les noms des professeurs qui ont signé les lettres du citoyen Durat-Lassalle sont omis ; mais l'authenticité de son titre est attestée par le secrétaire général du département du Cantal, en l'absence du préfet. Le citoyen Durat-Lassalle s'est depuis fait recevoir chirurgien pour la Ville d'Aurillac en 1776 ; ses lettres sont signées du citoyen Dubuisson, lieutenant.

En 1780, il a été pourvu par M. de la Martinière de la commission de sous-lieutenant dans la communauté des chirurgiens d'Aurillac. En 1787, l'Académie royale de chirurgie lui a décerné un prix d'émulation et l'a admis au nombre de ses associés correspondants ; ce titre est signé du citoyen Louis, secrétaire perpétuel de cette Académie ; enfin, le citoyen Durat-Lassalle est depuis 28 ans chirurgien en chef de l'hospice général d'Aurillac.

Faliès (Jean), natif de Junhac, âgé de 33 ans, reçu docteur médecin en l'année 1793, à Montpellier (Hérault); ont signé sur ses lettres: les citoyens Laborie, Méjean, Poutignon, Serda, etc., et exerce depuis 9 ans à Junhac.

Fontange (Paulin), natif de Mauriac, âgé de 30 ans, reçu docteur médecin en l'an 3 à Montpellier, département de l'Hérault; ont signé sur ses lettres : les citoyens Réné, doyen, et Piron, secrétaire, et exerce depuis l'an 6 à Mauriac, département du Cantal.

Nota. — En l'an 3, le citoyen Dumas, professeur de l'École de médecine de Montpellier, chargé de choisir parmi les jeunes médecins ceux qui avaient assez de talent pour pratiquer, désigna le citoyen Paulin Fontange, et le 14 ventôse de l'an 3, il fut nommé médecin à l'armée d'Italie, où il a servi en cette qualité jusqu'à l'an 6.

Ferlie (Antoine-André), natif d'Aurillac, âgé de 36 ans, reçu médecin en l'an 8, à Montpellier (Hérault); ont signé sur son diplôme : les citoyens Fouquet, Poutignon, Vigaroux, René, etc., et exerce depuis 2 ans à Aurillac.

Juéry (Jean-François) , natif de Valenge, âgé de 44 ans, reçu docteur médecin en l'année 1784, à Montpellier (Hérault); ont signé sur ses lettres : les citoyens René, pour le doyen, et Vincent, secrétaire; et exerce depuis 28 ans à Saint-Flour.

Nota. — Le citoyen Juéry est chargé gratuitement du service de la Charité; médecin des maisons de Justice, en chef de l'hospice civil et militaire, et professeur d'histoire naturelle à l'École Centrale du Cantal.

Lalo (Jean-Guillaume), natif de Pleaux, âgé de 71 ans, reçu docteur médecin en l'année 1754, à Avignon (Vaucluse); ont signé sur ses lettres : les citoyens Viau,

Roux, Gautier, Calvet, professeurs ; Bernard, secrétaire, et exerce depuis 48 ans à Mauriac.

Lalo (Henri), natif de Mauriac, âgé de 34 ans, reçu docteur médecin en l'année 1790, à Montpellier (Hérault) ; ont signé sur ses lettres : les citoyens Barthez, chancelier ; Vincent, secrétaire, et exerce depuis 12 ans à Mauriac.

Liaubet (Joseph-Damien), natif de Ladinhac, âgé de 23 ans, reçu médecin en l'an 9, à Montpellier (Hérault) ; ont signé sur son diplôme : les citoyens Réné, directeur ; Montabré, Virenques, etc., professeurs ; Pinson et Vincent, secrétaires, et exerce à Ladinhac.

Lombard (Jean-Baptiste), natif de Pleaux, âgé de 69, ans, reçu docteur médecin en l'année 1742 à Montpellier (Hérault) ; ont signé sur ses lettres : les citoyens Imbert, chancelier, etc. ; et exerce depuis 40 ans à Pleaux.

Montjoli (Gabriel), reçu médecin en l'année 1793 à Montpellier (Hérault) ; ont signé sur ses diplômes : les citoyens Réné, doyen ; Vincent, secrétaire ; et exerce depuis 9 ans à Saint-Martin-Valmeroux.

Naudet (J.-F.-Benoît), natif de Pleaux, âgé de 39 ans, reçu docteur médecin en l'année 1786, à Montpellier (Hérault) ; a signé sur ses lettres : le citoyen Réné, et exerce depuis 16 ans à Pleaux.

Ronnat (Dominique), natif de Mauriac, âgé de 69 ans, reçu docteur médecin en l'année 1755, à Montpellier (Hérault) ; ont signé sur ses lettres : les citoyens Maynol, doyen ; vice-chancelier, et Vincent, secrétaire ; et exerce depuis 46 ans à Mauriac.

Sarrauste (François), natif de La Capelle d'Elfraisse, âgé de 38 ans, reçu Dr-Médecin en l'année 1787 à Montpellier (Hérault) ; ont signé sur ses lettres : les citoyens Réné ; Gouan ; Sabatier ; Broussonet, etc., et exerce depuis 15 ans à Aurillac.

Tournier (Claude-Amable), natif de Murat, âgé

de 27 ans, reçu Dr-Médecin en l'année 1788, à Montpellier (Hérault) ; ont signé sur ses lettres les citoyens Broussonet ; Vigaroux ; Grimaud ; Brun, etc., et exerce depuis 13 ans à Murat.

Vic (Antoine), natif de Chaniez, âgé de 39 ans, reçu Dr-Médecin en l'an 2 à Montpellier (Hérault) ; ont signé sur ses lettres : les citoyens Barthez, chancelier ; Réné, doyen ; Gouan, etc., et exerce depuis 7 ans à Thiézac.

Chirurgiens de première classe.

Bastide (Pierre), natif de Montsalvy, âgé de 49 ans, reçu chirurgien en l'année 1777, à Vic-en-Carladez (Cantal) ; ont signé sur ses lettres les citoyens Cavaroc, lieutenant ; Belhese ; Cavaroc frère aîné, Cavaroc jeune ; et Rougier, secrétaire ; et exerce depuis 25 ans à Montsalvy.

Cabanes (Bernard), natif de Cros-de-Montvert, âgé de 37 ans, reçu chirurgien en l'année 1787, à Aurillac (Cantal) ; ont signé sur ses lettres : les citoyens Vanel, médecin-doyen ; Durat-Lassalle, lieutenant ; Revel, prévôt, etc. Gauthier ; greffier ; et exerce depuis 15 ans à La Capelle-Vies-Camps.

Delmas (Joseph), natif de Pons, âgé de 60 ans, reçu chirurgien en l'année 1776 à Vic-en-Carladez (Cantal) ; ont signé sur ses lettres : les citoyens Cavaroc, lieutenant ; Rougier, secrétaire ; et exerce depuis 26 ans à Pons.

Demay (François), natif de Mauriac, âgé de 42 ans, reçu chirurgien du 1er Bataillon des volontaires du Cantal, en l'année 1792, à Aurillac (département du Cantal) ; ont signé sur sa commission : les citoyens Durat-Lassalle, lieutenant ; Roquier et Delom, médecins, et exerce depuis à Mauriac.

Nota.— Le citoyen Demay a été nommé chirurgien du 21e régiment de cavalerie par une commission, le

25ᵉ pluviôse an 2, à Landau, par les représentants du peuple. Il a depuis servi à l'armée des Pyrénées-Orientales comme chirurgien de 1ʳᵉ classe et chirurgien en chef des prisons civiles et militaires de la même armée.

DESLANDES (Jean), natif de Murat, âgé de 41 ans, reçu chirurgien en l'année 1789, à Vic-en-Carladez (Cantal) ; a signé sur ses lettres le citoyen Cavaroc, lieutenant, et exerce depuis 13 ans à Murat.

EDAIN (Jean-Claude), natif de Luc-de-Saint-Didier, âgé de 34 ans, reçu chirurgien l'année 1790, à Vic-en-Carladez (Cantal) ; ont signé sur ses lettres : les citoyens Cavaroc, lieutenant ; Redanty, greffier, et exerce depuis 12 ans à Vic.

Nota. — Le citoyen Edain remplit les fonctions de chirurgien près l'Hospice civil et auxiliaire de Vic.

ESQUIROU (Géraud), reçu chirurgien en l'année 1779 à Strasbourg (département du Bas-Rhin), et exerce depuis 28 ans à Montsalvy, département de Cantal.

Nota. — Les noms des signataires du cit. Esquirou sont omis, mais leur authenticité est garantie par le Maire de Montsalvy.

Quatorze Maires des environs de Montsalvy assurent que le cit. Esquirou jouit de la confiance de tout l'arrondissement.

GILBERT (Pierre), natif de Condat, reçu chirurgien en l'an 2 à Clermont (Puy-de-Dôme), et exerce depuis l'an 4 à Condat.

Les noms des signataires des lettres du citoyen Gilbert ont été omis, mais l'authenticité de son titre est garantie par le Sous-Préfet de l'arrondissement de Murat.

Nota. — Le citoyen Gilbert a, dans le même temps, reçu une commission d'officier de santé du Conseil de santé de Paris, signée des citoyens Bertholet, Parmentier et Vergez.

GOUDAL père (Jean-Baptiste), natif de Mauriac,

âgé de 67 ans, reçu chirurgien en l'année 1784, à Aurillac (Cantal) ; ont signé sur ses lettres : les citoyens Durat-Lassalle, lieutenant ; Blaud et Drappeau, greffiers, et exerce depuis 18 ans à Mauriac.

LASSELVE (Jean-Baptiste), reçu chirurgien à Mauriac, département du Cantal ; a signé ses lettres le citoyen Beaune, ex-lieutenant, et exerce à Saignes, même département.

OLIVIER (Jean), natif de Marsillac, âgé de 41 ans, reçu chirurgien en l'année 1786 à Aurillac (Cantal) ; ont signé sur ses lettres : les citoyens Durat-Lassalle, lieutenant ; Maurel ; Revel, prévôt ; Gauthier, greffier, et exerce depuis 16 ans à Marcolès.

VAISSIÈRE (Ignace), natif de Pléaux, âgé de 54 ans, reçu chirurgien en l'année 1773, à Paris.

Nota. — Les noms des signataires des lettres du citoyen Vaissière sont omis, mais l'authenticité de son titre est garantie par le maire de Pléaux.

Chirurgiens de deuxième classe.

DELAUNÉY (Jean), natif de Paris, âgé de 32 ans, nommé officier de santé à l'armée des Pyrénées-Orientales, en l'an 3 ; ont signé sur sa commission : les citoyens Rufé, commissaire des guerres, et Victor, général, et exerce depuis trois ans à Saignes, département du Cantal.

Chirurgiens de troisième classe.

CAVAROC (Guillaume), natif de Vic-sur-Cère, âgé de 26 ans, nommé officier de santé à l'armée du Danube en l'an 7, à Paris ; a signé sur sa commission le citoyen Millet-Mureau, adjoint du Ministre de la Guerre. Après avoir obtenu son licenciement du citoyen Percy, officier de santé en chef de l'armée en l'an 8, il exerce depuis cette époque à Vic-sur-Cère, département du Cantal.

Chirurgiens dont le grade n'est pas précisé.

DEYDIER (Simon), natif de Mauriac, âgé de 32 ans, nommé officier de santé pour l'armée de Rhin et Moselle, en l'an II, à Paris ; ont signé sur sa commission : les citoyens Villard, Coste, Lepreux, Sabatier et Biron, membres du Conseil de santé, et Percy, officier de santé en chef de cette armée, et exerce depuis six ans à Maurice, département du Cantal.

Nota.— Le citoyen Deydier a demandé lui-même son licenciement.

Pharmaciens.

BESSE (Jean-Baptiste), natif d'Aurillac, âgé de 47 ans, reçu pharmacien en l'année 1790 à Nîmes (Gard); ont signé sur ses lettres : les citoyens Reboul, Fabre, Blazin et Villeboin, et exerce depuis 5 ans à Aurillac.

BOUYGUES père (Antoine), natif d'Aurillac, âgé de 63 ans, reçu pharmacien en l'année 1771 à Clermont-Ferrand (Puy-de-Dôme); ont signé ses lettres : les citoyens Duvernin, médecin; Ozis; Dulac; Montignac etc., et exerce depuis 30 ans à Aurillac.

BOUYGUES fils (Jean-Antoine), natif d'Aurillac, âgé de 28 ans, reçu pharmacien en l'an X à Aurillac (Cantal); ont signé sur ses lettres : les citoyens Roquier, Delom-Lalaubie, La Carrière, médecins; Breu, doyen; Bouygues et Boysson, pharmaciens ; et exerce depuis au dit Aurillac.

BOYSSON (Pierre), natif d'Aurillac, âgé de 51 ans, reçu pharmacien en l'année 1777, à Aurillac (Cantal); ont signé sur ses lettres : les citoyens Breu, médecin;

Majairac et Bouygues, pharmaciens; et exerce depuis 24 ans à Aurillac.

Nota.—Le citoyen Boysson a été pourvu du titre de membre de la ci-devant Société de médecine de Paris.

Breu (Gabriel), natif d'Aurillac, âgé de 74 ans, reçu pharmacien en l'année 1771, à Clermont-Ferrand (Puy-de-Dôme); ont signé sur ses lettres : les citoyens Duvernin, médecin, Ogis ; Bompart ; Dulac, etc., et exerce depuis 51 ans à Aurillac.

Travade (Jean), natif d'Albepierre, âgé de 33 ans, reçu pharmacien en l'année 1780, à Versailles (Seine-et-Oise) ; ont signé sur ses lettres : les citoyens Lieutaud, premier médecin; Laservolle, secrétaire; et exerce depuis 22 ans à Saint-Flour.

Nota. — Le citoyen Travade est en outre professeur de chimie et de physique à l'Ecole Centrale du Cantal.

Vigier (Louis), natif d'Aurillac, âgé de 26 ans, reçu pharmacien en l'an 9, à Aurillac (Cantal); ont signé sur ses lettres : les citoyens Roquier, Delom Lalaubie, Lacarrière, médecins ; Breu, doyen ; Bouygnes et Boysson, pharmaciens, et exerce depuis 1 an au dit Aurillac.

DÉPARTEMENT DU PUY-DE-DOME

Médecins.

Artauld (Antoine), natif d'Ambert, âgé de 62 ans, reçu Docteur-Médecin en l'année 1776, à Avignon, département de Vaucluse; ont signé sur ses lettres : les citoyens Levieux, Calrect et Castaldy et exerce depuis 46 ans à Ambert.

Avineint (Joseph), natif de Billon, âgé de 69 ans, reçu Docteur-Médecin en l'année 1764, à Montpellier, département de l'Hérault; ont signé sur ses lettres : les

citoyens Haguenot, Sauvage,Fizes, Leroy,Barthés, etc.
et exerce depuis quarante-huit ans à Billom.

Nota.—Le citoyen Avincint a été nommé en *1781* correspondant de la société Royale de Médecine,à Paris,et
est Médecin en chef de l'hospice civil de Billom.

Foulhouze (Pierre), natif de Courpière, âgé de 31
ans, reçu Docteur-Médecin en l'année *1793*,à Montpellier, département de l'Hérault. A signé sur son diplôme : le citoyen René, professeur et doyen, et exerce
depuis 5 ans à Escoutoux.

Le Blanc-Desmas (Jean-François), natif de Brioude,
âgé de 48 ans,reçu Docteur-Médecin en l'année *1780*,à
Montpellier, département de l'Hérault; ont signé sur
ses lettres : le citoyen Barthés, chancellier, et Vincent,
secrétaire, et exerce depuis 20 ans à Viverols.

Monbur (François), natif de Vic-sur-Allier, âgé de
36 ans, reçu Docteur-Médecin en l'année *1791*, à Nancy, département de la Meurthe ; ont signé sur ses lettres : les citoyens Jadelot, vice-doyen ; Guillemain,
régent ; Nicolas, professeur, et Tournay, secrétaire, et
exerce depuis 11 ans à Vic-sur-Allier.

Pineau (Pierre-Benoit), natif de Clermont-Ferrand,
âgé de 55 ans, reçu Docteur-Médecin en l'année *1777*,
à Montpellier, département de l'Hérault; ont signé sur
ses lettres : les citoyens Barthès, Chancellier, Vincent,
secrétaire, et exerce depuis 25 ans à Nonette.

Saulzet (André),natif de Billom, reçu Docteur-Médecin en l'année 1783,à Montpellier, département de l'Hérault; ont signé sur ses lettres : les citoyens Gouan,
professeur, et René, sous-doyen, et exerce depuis 17
ans à Billom.

Chirurgiens de première classe.

Barrière (Marc), natif de Chaméane, âgé de 43 ans,

reçu chirurgien en l'année *1788*, à St-Germain, département du Puy-de-Dôme; ont signé sur ses lettres : les citoyens Cornudet, lieutenant, Viallette, greffier, et exerce depuis 17 ans à St-Germain.

Barry (Martial), natif d'Ambert, âgé de 34 ans, reçu chirurgien en l'année *1788*, à Bordeaux, département de la Gironde ; a signé sur ses lettres : le citoyen Bauny, greffier, et exerce depuis 2 ans à Viverols après cinq ans de service sur les vaisseaux de l'État, et cinq ans dans les armées en Italie.

Bergounioux (Pierre), natif de Maringues, âgé de 40 ans, reçu chirurgien en l'année *1787*, à Riom, département du Puy-de-Dôme; ont signé sur ses lettres : les citoyens Cornudet, lieutenant, et Vialette, greffier et exerce depuis 15 ans à Maringues.

Brunel (Joseph), natif d'Issoire, âgé de 60 ans, reçu chirurgien en l'année *1764*, à Riom, département du Puy-de-Dôme; ont signé sur ses lettres : les citoyens Verniot, Mallet, Cornudet, etc., et exerce depuis 38 ans à Thiers.

Chareyre (Annet), natif du Vic-sur-Allier, âgé de 65 ans, reçu chirurgien en l'année *1765*, à Clermont-Ferrand, département du Puy-de-Dôme; ont signé sur ses lettres : les citoyens Jaladon, lieutenant, et Buglière, secrétaire, et exerce depuis 37 ans à Vic-sur-Allier.

Clédière (François), natif de Vertaizon, âgé de 36 ans, reçu chirurgien en l'an *1790*, à Clermont, département du Puy-de-Dôme ; ont signé sur ses lettres : les citoyens Jaladon et Bonnet, et exerce depuis 12 ans à Mezel.

Clédière (Jean-Baptiste), natif de Vertaizon, âgé de 36 ans, reçu chirurgien en l'année *1790*, à Clermont, département du Puy-de-Dôme ; ont signé sur ses lettres : les citoyens Jaladon et Bonnet et exerce à Vertaizon.

Nota. — Le citoyen Clédière a été breveté d'après

un concours, chirurgien major de la première demi-
brigade d'infanterie légère, et exerce en cette qualité.

Colin (Guillaume', natif de Clermont-Ferrand,
âgé de 37 ans, reçu chirurgien en l'année *1788*, à
Riom, département du Puy-de-Dôme; ont signé sur ses
lettres : les citoyens Cornudet, président, et Vialette,
secrétaire, et exerce à Saint-Gervais.

Constant (Jean-Baptiste), natif de Thiers, âgé de 46
ans, reçu chirurgien en l'année *1784*, à Riom, département du Puy-de-Dôme; ont signé sur ses lettres : les citoyens Vallet, Cornudet, Barthelemy, Drs-Médecins,
et Vialette, greffier, et exerce depuis 18 ans à Thiers.

Fournier (Jean), natif du Broc, âgé de 45 ans, reçu
chirurgien en l'année *1780*, à Yssoire, département du
Puy-de-Dôme; ont signé sur ses lettres : les citoyens
Malbet, Vialette, Verniol, Vallet, et exerce depuis 22
ans à Brassac.

Gony (Guilbert), natif de St-Priest-des-Champs, âgé
de 46 ans, reçu chirurgien en l'année *1786*, à Riom, département du Puy-de-Dôme ; ont signé sur les lettres :
les citoyens Cornudet, Choisserig, Barthelemy, Viallette,
etc., et exerce depuis 16 ans à Espinasse.

Humbert (Claude-Antoine), natif de Brioude, âgé
de 33 ans, reçu chirurgien en l'an 7, à Lille, département du Nord ; ont signé sur son diplôme : les citoyens
Becu, Maugin, Cavailier, Feron, Barcelaü et Pionnier,
professeurs ; et exerce depuis 2 ans à Sauxillanges.

Lassier (Antoine), natif de Vic-sur-Allier, âgé de 46
ans, reçu chirurgien en l'année *1784*, à Clermont-Ferrand, département du Puy-de-Dôme ; ont signé sur ses
lettres : les citoyens Jaladon et Bonnet, greffiers ; et exerce
depuis 18 ans à Vic-sur-Allier.

Lavaisse (Jean-Baptiste), âgé de 33 ans, reçu chirurgien en l'an 8, à Paris ; ont signé sur son diplôme : les
Professeurs de l'école de Médecine, les citoyens Chaus-
sier, Leclerc et Thouret, directeur; et exerce depuis

l'an 8 dans l'arrondissement d'Ambert, département de Puy de-Dôme.

Monteloy (Antoine-François), natif d'Auzelle, âgé de 41 ans, reçu chirugien en l'année *1786*, à Riom, département du Puy-de-Dôme; ont signé sur ses lettres : les citoyens Cornudet, lieutenant, et Vialette, greffier, et exerce depuis 17 ans à Auzelle.

Noyer (Gilbert), natif de Mozun, âgé de 60 ans, reçu chirurgien en l'année *1768*, à Riom, département du Puy-de-Dôme; ont signé sur ses lettres : les citoyens Verniol, Vollant, Barthelemy, Cornudet, et exerce depuis 34 ans à Maringues.

Philibert (Jean-Baptiste-Jérôme), natif de Brioude, âgé de 47 ans, reçu chirurgien en l'année *1786*, à Riom, département du Puy-de-Dôme ; ont signé sur ses lettres : les citoyens Berthelemy, Dr-Médecin, Cornudet, Mazuer, Vialette, etc., et exerce depuis 18 ans à Sauxillanges.

Regnier (Nicolas), natif de Saint-Germain-des-Fossés, âgé de 58 ans, reçu chirurgien en l'année *1775*, à Riom, département du Puy-de-Dôme ; ont signé sur ses lettres : les citoyens Barthelemy, Dr-Médecin, Viallette, Cornudet, etc., et exerce depuis 27 ans à Limoux.

Rigaud (Grégoire), natif de Cunlhat, âgé de 60 ans, reçu chirurgien en l'année *1771*, à Riom, département du Puy-de-Dôme; ont signé sur ses lettres : les citoyens Verniol et Vialette, et exerce depuis 31 ans à Cunlhat.

Rigaud jeune (Claude), natif de Cunlhat, âgé de 48 ans, reçu chirurgien en l'année *1782*, à Riom, département du Puy-de-Dôme; ont signé sur ses lettres : les citoyens Cornudet, lieutenant, et Viallette, greffier, et exerce depuis 20 ans à Cunlhat.

Roux (Jean-Baptiste), natif de Martres-de-Veyres, âgé de 31 ans, reçu chirurgien en l'année *1792*, à Clermont-Ferrand, département du Puy-de-Dôme; ont signé sur ses lettres : les citoyens Monestier, médecin, Bonnet,

chirurgien, Delarbre, professeur, etc., et exerce depuis
10 ans, à Ennezat. Breveté en *1793*, chirurgien des
hôpitaux militaires, son brevet signé : Gautier, adjoint.

LENETAIRE (François), natif de Chareussat, âgé de
31 ans, reçu chirurgien en l'an 6, à Montpellier, département de l'Hérault; ont signé sur son diplôme: les citoyens Dumas, Beaume, Broussonnet, Petiot, Fouquet,
René et Perron, et exerce depuis 6 ans à Chareussat.

Nota. — Ce citoyen secrétaire compte plusieurs années
de service près l'armée de l'Ouest en la qualité de troisième et seconde classe, commissionné par le Conseil
de santé.

Chirurgien de deuxième classe.

ARGILLIER (Robert), natif de Chauriat, âgé de 32
ans, nommé officier de santé des Côtes de La Rochelle
en l'année 1793, à Paris. A signé sur sa commission :
le citoyen Blanchard, pour le ministre de la Guerre, et
exerce à Clermont.

Chirurgiens et pharmaciens dont le grade n'est pas précisé.

CHAMBIGE (François), natif de Vassel, âgé de 31 ans,
nommé pharmacien en l'an 2 pour l'armée des Pyrénées-Orientales; a signé sur sa commission : le citoyen
Flamant, pharmacien en chef dudit corps, et exerce
depuis six ans à Billom, département du Puy-de-Dôme.

TRUNEL (Joseph), natif de Billom, âgé de 30 ans,
nommé officier de santé en l'année 1790, pour le régiment de Port-au-Prince; a signé sur sa commission : le
citoyen Carré, chirurgien en chef de ce régiment, et
exerce à Billom, département du Puy-de-Dôme.

Nota. — Le citoyen Truel est revenu en France sur
le navire *la Révolution*, en qualité de chirurgien en
chef.

La vie quotidienne et les honoraires d'un médecin clermontois au XVIIᵉ siècle

Le livre de comptes que nous publions en partie (1) nous a paru avoir une certaine importance au point de vue de l'histoire des médecins dans les grandes villes de province, et, si malheureusement il ne nous a pas été possible d'en connaître l'auteur, nous avons pu, grâce à lui, suivre de près la vie de ce praticien pendant vingt ans (1659-1679).

Les trois années que nous donnons, marquent, nous semble-t-il, les grandes étapes de sa carrière médicale.

En 1659, c'est le praticien qui débute; sa réputation de bon élève l'a précédé à Clermont; il a un noyau de bons clients et il note avec complaisance ses premiers succès.

En 1669, nous entrons chez un médecin *arrivé*, il soigne les nobles et le clergé; ces messieurs de la Cour des Aides et du Présidial sont les habitués de son cabinet de consultation. Notre homme a augmenté sensiblement ses prix et ses déplacements sont onéreux pour ceux qui le font appeler; mais il soigne pour rien le menu peuple et la *canaille!*

En 1679, le maître a vieilli; certes la belle clientèle lui reste, mais de jeunes confrères ont dû s'installer dans le voisinage, car le nombre de ses malades a diminué. Il n'apporte plus le même soin à tenir son livre de comptes et les prix ne sont presque plus indiqués.

Et le vieux médecin doit mourir juste à temps pour ne pas assister à sa décrépitude, laissant à ses héritiers le soin de recouvrer ses honoraires, ce qu'ils ont l'air d'avoir fait avec zèle, car la présence de ce livre intime au milieu de pièces de procédure, nous laisse supposer qu'il y fut déposé à l'occasion de quelque contestation successorale.

---

(1) Archives du Puy-de-Dôme, série B, *Présidial de Clermont, liasse 858. — Petit registre recouvert en parchemin et mesurant 15 cent. sur 25. A la deuxième page est écrit :* « Sit nomen Domini benedictum. » *Début août 1659 ; fin août 1679.*

Mémoire des malades que je pance depuis que je suis à Clermont (1659).

Du mois d'août 1659.

Premièrement jé pancé Mr Gareau (1), écolier à Montferrand, d'un coup de couteau qu'il reçut entre la sixième et la septième côte pénétrant dedans la capacité de la poitrine du 24 août 1659....... 18 livres.

Pleus le 25 jé vue le fils de Mr Barbe quatre jours de suite de sa maladie.

Pleus le 26 septembre je luy ay randu une visite.

Pleus le 14 octobre je luy ay randu une autre visite.

Pleus le 8 et 9 novembre jé vue le fils de M. Barbe de la mesme maladie.

Pleus le 14 une autre visite.

Pleus le 30 une autre visite.

Pleus le 2 décembre je luy ay randu une visite.

Pleus le 17 décembre jé vue le fils de M. Barbe de la mesme maladie.

Du mois de septembre 1659.

Premièrement le 2 septembre revue une religieuse à Sainte-Marie à Montferrand.....................

Pleus le 3 une autre visite aux mesmes religieuses. .... 3 l.

Pleus le 5 jé veu un gentilhomme à Ste-Barbe d'une maladie qu'il avait à la bouche............ 3 l.

Pleus le 6 je esté voir Mme la comtesse de Brion. 12 l.

Pleus le 10 pancé Mr Chapart d'une extantion qu'il receut au genouil...................... 11 l.

Pleus le 12 je esté chez Mr de Peirusse et extirper un *escabonio* à Mr Anglarès son fils....... 58 l.

Pleus pour avoir veu un malade à St-Germain. .... 3 l.

____

(1) *Nous conservons l'orthographe de l'auteur.*

Pleus le 20 septembre je seigné la mère Cordier à
Ste-Marie à Monferand.............   1 l. 10 sols.

Pleus le 28 jé ouvert un ancilops à la fille de
Mr Aragones et paucée à Ste-Marie à Clermont.   88 l.

Pleus le mesme jour je seigné mère Cordier à Monferrand...................................   2 l.

Pleus le mesme jour jé veu le fils Laveyrie d'une fistule au perinée.....................   1 l. 10 s.

Du mois d'octobre 1659.

Premièrement le 5 j'ai fait une incision à une petite
fille à Monferrand.................   1 l. 10 sols.

Pleus le 8 jé pancé un masson d'une ophtalmie.
....   3 l.

Pleus le 12 jé pancé M^r de La Sagne d'une maladie
secrette.............................   21 l.

Pleus le 18 jé pancé M. l'écuier Ghampflour de deux
fistules au fondement, l'une pénétrante et l'autre extérieure...............................   155 l.

Pleus le 25 jé pancé la fille de Me Dounié, procureur,
d'une ulcère qu'elle avait à l'angle de la mâchoire inférieure.............................   60 l.

Du mois de novembre 1659.

Le premier de ce mois jé fait deux insisions au bras
de M. Guilebeau, pour une fluxion et pancé l'espace
d'un mois............................   90 l.

Pleus le 3e jé pancé une fille de Mr Emery procureur
d'une carie à l'extrémité du cubiteus........   60 l.

Pleus le 4 jé ambeaumé le comte de Canillac   60 l.

Pleus le mesme jour je faict une seigné .   15 s.

Pleus le 10 jé pencé une petite chez M^r le Conseiller
Champflour, d'une plaie à la teste pénétrant jusqu'à
l'os.................................   27 l. 10 s.

Pleus le 14e je seigné Mademoiselle Champflour
....   15 s.

Pleus le 14ᵉ je seigné la fille de M. Bourlin   10   s.

Pleus le 28 je faict une insision et pancé d'un bubbon vénérien Mʳ Reinaud, marchand, de Moulin.

Du mois de décembre 1659.

Le premier du mois je seigné un marchant de Moulin .... 1 l. 10 s.

Pleus le 4 je seigné une fille chez Mr Champflour .... 15 l. s.

Pleus le 10 je seigné Mʳ le doyen Champflour .... 15 s.

Pleus le 12 je pancé la fame d'un boucher, tout devant Mr Rochette, d'une ulcère qu'elle avait à la jambe, reçu en déduction.................. 5 l. 10 s.

Pleus le 14 je seigné un marchand de Thiers .... 1 l. 10 sols

Pleus le 16ᵐᵉ jé receu d'une maladie secrette.   11 l.

Du mois de janvier 1669.

Le 4 j'ay pancé d'un abzès dans l'oreille Madˡˡᵉ de Volaure, petit fille à Mʳ le marquis de Sainctheram les pace de quatre jours.................. 5 l.

Pleus ledit j'ay pancé Mˡˡᵉ de Condat d'une petite |plaie| au coin de l'œil

Pleus les mesme jour j'ai seignié Madame de La Forest .... 10 s.

Pleus le mesme jour j'ay pancé Mʳ le chanoine Savaron d'un ulcère réouvert sur la maléole interne et j'ay fourny les remèdes les paces de six semmaines

Pleus le 13ᵐᵉ j'ay pancé d'un petit ulcère à la jambe Monsieur de Marsilat, directeur des gabelles de Brioude .... 11 l.

Pleus le 15 j'ay *veu* Mʳ Dumas, le fis, d'une doleur à un pied.............................. 21 l.

Pleus le 16 jé esté à Virone, proche Cunliat, pour voir Mʳ Bardon malade d'un ulcère chancreus à une lèvre.............................. 20 l.

Pleus le 21 jé seigné Madame de Chenoise   15 s.

Pleus le 22 jé pancé M. Messes Chanoine de Sainct-Génés, d'une maladie sécrette jusqu'au 11 février.

Pleus le 23 jé seignée Mme de l'Esclache.   15 s.

Pleus le 24 jé seignié Mme de Chénoise...   15 s.

Pleus le 27 jé seignié Madame Marotin...   10 s.

Pleus le 29 jé donne des remèdes à Monsieur de La Fage, nepveu de M. le Doien de Billon, pour une petite incomodité . . . .   22 l.

Du mois de febvrier 1669.

Le 4me j'ay apliqué dé vantouses escarifiées à Mme de Chenoise . . . .   30 s.

Pleus le 5 jé seignié Mme Marotin à l'Eclache   10 s.

Le 7 jé retourné voir Mr Dumas pour son mal au pied et luy ai faict une insision, outre les quatre voiages que je luy avais randu avant qu'il partit avant dalé à Ardes, je lé veu jusques au dixième du mesme mois . . . .   péiié.

Pleus le 13 j'ai consulté avec Mes Laporte et Morages pour Mad^lle Périer d'une tumeur au vantre...   3 l.

Pleus le 15 j'ay seignié du pied Mlle Dumas.   1 l.

Pleus le 16 jé ouvert une pustule froide à la lèvre de Madame Martin et lé veue cinq jours. .   4 l. 10 s.

Pleus le 18 j'ay randu une visite à Mademoiselle du Chariol pour une tumeur à un sain. . . . .   3 l.

Pleus le 26 j'ay seignié de l'artère le fils de M. Talliandier. . . . .   3 l.

Pleus le mesme jour j'ay mis des amplâtres sur une glande au col du fils de maistre Blaise Gerins jusques aux seize avril. . . . .   15 l.

Pleus le 27 j'ay consulté pour Mad^lle Croisic de Monsibrand d'un mal qu'elle avait au sain. . . . . . .   3 l.

Pleus le mesme jour j'ay seignié la famme de Dieu-Doné Boutonier. . . . .   1 s.

Pleus le 28 je l'ay ancore seignié du mesme bras .... 1 s.

Du mois de mars 1669.

Le premier j'ay seignié la famme de Dieu-Doné Boutonier............................... 1 s.

Pleus le 3 j'ai seignié Mr le Prieur...... 15 s.

Pleus le 4 j'ay traicté d'une chaudepisse Mr Andrieu............................... 10 l. 10 s.

Pleus le 7 j'ay extirpé un polipe à la fille de maistre Jean Paré, j'ay fourny tous les remèdes et l'ay pancé jusques au 25 may.

Pleus le 10 j'ay seignié la famme de maistre Blaise Gérin .... 1 s.

Pleus le 11 j'ay seignié Monsieur de Marsilat, visiteur des gabeles de Brioude .... 35 s.

Pleus le 14 j'ay seignier la fille ainée de Mr le marquis de Sainctbereu, chez Madame l'abesse de l'Eclache .... 20 s.

Pleus le 17 j'ay seignié la petite de M. le Marquis St-Héren.................................... 20 s.

Pleus le 19 j'ay veu Mr Boucherau pour un ulcère qu'il avait à la verge.

Pleus le 20 j'ay donné une ordonnance à Mr du Four de Lanche................................. 15 s.

Pleus le 23 j'ay faict deux insisions à la verge de Mr Boucheran.

Pleus le mesme jour j'ay pancé d'une plaie à costé du sourcil Mr le Marquis de Pont-du-Château pour .... 30 l.

Pleus le 25 j'ay fait une insision à un doit des pieds de Mr le chanoine Savaron, et l'ay pancé et fourny les remèdes jusqu'au quatrième avril, deux fois le jour.

Pleus le 29 jé réduite une jambe rompue à un des enfants de Mr Trotié-Lavor................. 14 l.

Du mois d'avril 1669.

Le 8 jé araché une dent à la fille ainée de M^r le prédent de Valdaguès...................... 15 s.

Pleus le 16 j'ay ouvert un |abcès| au col du fils de maistre Blaise Gérin, je le pancé jusqu'au 26 may .... 35 l.

Plus le mesme jour j'ay veu un dragon de la compagnie de Mr de Baraihe pour un mal qu'il avait à une jambe.

Pleus le 19 j'ay esté couché à Riom pour voir Monsieur le marquis de Chateaugué pour une incomodité qu'il avait et revenir le lendemain......... 22 l.

Du mois de may 1669.

Plus le 24 j'ay esté à Plausat pour voir la jardinière de M^r le Marquis de Bousol pour un abcez qu'elle avait à une mamelle.

Le 6 may j'ay esté à Monferrand pour ouvrir un abcez au genoul de Monsieur... N...... 4 l. 10 s.

Pleus le 7 j'ay seignié Monsieur Bourlin, l'advocat.

Pleus le mesme jour j'ay seignié Madame Grémilon.

Plus le 9 j'ay seignié Mr Bourlin.

Pleus le 11 j'ay seignié Madame Belefame. 1 l.

Plus le 13 j'ay donné une prise de pillules à Madame Grémilon, composées de plusieurs extraits.

Pleus le 14 j'ay esté au Pont-du-Château voir M^r le Compte (*sic*)...................... 4 l. 10 s.

Pleus le 15 je nétoié les dents à Monsieur Ribeyre .... 3 l.

Pleus le 16 j'ay veu Mr Pelissier, pour une petite tumeur à la jansive et l'ay seignié le même jour 6 l.

Pleus le mesme jour esté à Moutferrand pour voir la fille de Madame Portal, pour une tumeur au genoul. .... 3 l.

Pleus le 17 j'ay consulté pour Madame la Marquise du Pont-du-Château, pour une tumeur au ventre   31.

Pleus le 22 j'ay seignée Madame Marotin à l'Eclache.

Pleus le 26 j'ay seignié la plus petite des filles de Mr le Comte de Saincthrem..............   2 l.

Pleus le 27 jé donné une prise de pillules à Madame Grémillon

Pleus le 31 jé seignié la mesme petite de Monsieur le conte de Sainthren, à l'Eclache.........   20 s.

Du mois de juin 1669.

Le 6 j'ay seignié de l'artère de la tanpe la fille de M. Chardon, religieuse à l'Hotel-Dieu......   3 l.

Pleus le mesme jour j'ai donné deux prises de ptisane purgatoire à Mr le conseiller Rochon.

Pleus le 11 jé réduit le bras disloqué et la clavicule rompue à Monsieur l'écuier Chamflour.

Pleus le 12 jé seignié Madame Perier à Bien-Assis. . . . .   30 s.

Pleus le 13 jé traicté d'un erpes à toute une jambe le fils d'un nommé Munier, vitrier.

Pleus le 14 j'ay seignié Madame Marotin, chez Madame de l'Eclache. . . . .   10 s.

Pleus le 15 j'ay seignié la mesme........   10 s.

Pleus le 20 j'ay seignié Mr Bourlin, l'advocat.

Pleus le 21 j'ay pancé Madelle Arnaud, la marchande, d'un petit ulcère à la jambe, l'espace de quinze jours............................   1 l. 25 s.

Pleus le 24 j'ay pancé Mr Laborie, cavalier dans la Compagnie des dragons, d'une plaie dans la jointure du doit du milieu, à la première phalange.

Pleus le 25 j'ay veu d'une incommodité à un pied un habitant de Seiza (Ceyssat)............   30 s.

Du mois de juillet 1669.

Le premier j'ai esté à Sémié voir Monsieur le comte de Saincthrem, pour une contusion qu'il avoit à la teste............................... 15 l. 10 s.

Pleus le mesme jour j'ay pancé d'une petite tumeur sur le nez, un petit enfant chez Mr Martin, l'espace de huit jours......................... 4 l. 10 s.

Plus le 4 j'ay esté à Sémié voir Monsieur le Comte de Saincthrem pour une chute............. 24 l.

Pleus le 11 j'ay veu d'un mal aux yeux et seignié à l'artère un nommé Chausart, demeurant cler chez Mr Tiolier.

Pleus le 13 j'ay donné une ordonnance à un nommé Caton de Montferrand .... 30 s.

Pleus le mesme jour j'ay araché trois racines de deuts à Mr Bourlin, l'advocat.

Pleus le mesme jour j'ay veu un enfant, fils à Mr Boudet, marchan, pour une tumeur à une cuisse et à la hanche.......................... péié.

Pleus le 16 j'ay veu le mesme enfant..... péié.

Pleus le 17 j'ay sondé un enfant pour une rétantion d'urine........................... 30 s.

Pleus le mesme jour j'ay pancé d'un ulcère à une jambe Mr Concordan, marchant, jusques au 26 aoust et fourny une partie des remèdes.

Plus le 18 j'ay consulté pour Mr Concordan. 3 l.

Pleus le mesme jour jé ouvert un abcès d'une matière froide sur la clavicule et la première coste au fils de M^r l'advocat Maritan et lé pancé deux fois le jour, jusques au 30 aoust et fourny les remèdes.

Pleus le 19 j'ay seignié Mr Concordan... 10 l.

Pleus le 19 j'ay ouvert un abcès à la joue de Monsieur Bourlin, advocat, et lé pancé et fourny les remèdes jusqu'au 13 aoust.

Pleus le 20 j'ay veu d'une petite plaie à la teste une des petites de Mr le marquis de Saincthren et d'une doleur à une main............... 5o s.

Pleus le 22 j'ay rendu une visite enfant de Mr Boudet.. péié.

Pleus le 22 jé pancé la famme d'un tisseran à la boucherie, d'un mal à une mamelle et fourny les remèdes............................... 3o. s.

Pleus le mesme jour j'ay veu un dragon pour un abcés au col.

Pleus le 23 j'ay esté à Sarcenat pour voir un peisan de Mr Savaron, mari de la Martine, lequel avoit les deux os du bras rompus en deus androits et la gangrêne au desus du coude et une fracture de l'olécrane du bras droit et randu plusieurs visites..... 4o l.

Pleus le 26 j'ay veu un petit de Mr de Féligonde, pour un abcès derriere l'oreille............. 3 l.

Pleus le 27 j'ay traicté d'un abcés à un bras le fils, d'un masson de Durtol et fourny tous les remèdes.

Du mois d'aoust 1669.

Le 6 jay esté à Monferand pour voir un anfant chez Mr Valnet pour des tumeurs escrofuluses.... 3 l.

Pleus le mesme jour j'ay seignié Madame Martin, à l'Esclache .... 1o s.

Pleus le mesme jour j'ay seignié Gardie, regretier et luy aij mis un amplatre.

Pleus le 7 j'ay esté à Gannat pour ouvrir la vessie à Monsieur Tavernier, ellu de Gannat, pour une retantion d'urine et de sang entravasé dans ladicte vessie....................................... 12 l.

Pleus le mesme jour Mr Delarbre a seignié Madame Marotin, du bras.

Pleus le 9 il seignia Madame Tilart, du pied.

Pleus le 1o il la seigna du bras.

Pleus le 12 j'ay pancé d'une tumeur au col une petite
de M' Comordan, jusque au premier de l'autre mois et
fourny tous les remèdes.

Pleus le 16 jé seignié M' Périer à *Bien-Assis*.....
. . . .   20 s.

Pleus le mesme jour j'ay seignié Madame Tillart, à
l'Eclache. . . . .   10 s.

Pleus le 17 jé seignié Monsieur Périer, conseiller à la
Cour. . . . .   20 s.

Pleus le mesme jour j'ay seignié Madame Marotin,
chez Madame de l'Eclache.

Pleus le 18 j'ay seignié M' le conseiller Périer. . . .
. . . .   20 s.

Pleus le mesme jour jé esté à Gannat pour voir
Monsieur l'élu Tavernier. . . . .   27 l.

Pleus le 21 j'ay ouvert un abcès à un petit de
M' Boudet et l'ay pancé trois fois le jour, trois jours,
et depuis deux fois jusques au 24 septembre.   30 l.

Pleus le 25 j'ay seignié M' Périer, conseiller à la
Cour des Aydes. . . . .   20 s.

Pleus le 28 j'ay veu M' Rollet de Riom, pour une
maladie d'yeux. . . . .   30 s.

Mois de septembre 1669.

Le 2 j'ay seignié Madame de La Forest. . . .   10 s.

Le 4 j'ay esté à Sarcenat pour voir Jean Quatreousse.

Le 5 j'ay esté à Bien-Assis pour seignier M' le con-
seiller Périer. . . . .   15 s.

Pleus le 8 jé randu une visite à un gentilhomme
logé à la Poule. . . . .   30 s.

Pleus le 10 jé seignié M' Périer à Bien-Assis
. . . .   15 s.

Pleus le mesme jour jé commancé à traiter d'une fistule lacrymale Melle Garnaud. . . . .   65 l.

Pleus le 11 je pancé d'une petite plaie au front, la fille de M^r le Procureur du Roy.

Pleus le mesme jour j'ay limé les dents à Mad^{lle} de Caniliac . . . . 11 l.

Pleus le mesme jour j'ay donné une ordonnance à un homme de Monferrand . . . . 15 s.

Pleus le 12 je pancé d'une tumeur de derrière le col le fils de Mr Chabrol, orfèvre, et lé pancé et fourny les remèdes jusques au 16 octobre.

Pleus le mesme jour j'ay pancé d'une plaie à la teste Mad^{elle} de Grinat jusques au 15 novembre et fourny les remèdes . . . . 50 l.

Pleus le 16 jé donné des remèdes à Mr Jonnel, lieutenant des gardes du corps, pour une maladie vénériene . . . . 33 l.

Pleus le mesme jour j'ay veu une damoiselle d'Issoire pour une doleur à un jenou . . . . 15 s.

Pleus le 17 j'ay recommancé à pancé Mr Mariton de son ulcère, jusques au trentième octobre.

Pleus le 23 j'ay donné une pinte d'eau à Mad^{lle} de Canillac . . . . 11 l.

Pleus le 29 j'ay seignié Madame de Chenoise 15 s.

Du mois d'octobre 1669.

Le 7 octobre j'ay extirpé un sarcome sur le nez au peysant de Monsieur Vincent . . . . 27 l. 10 s.

Le 10 j'ay seignié Madame Vaché, à Saincte-Claire . . . . 15 s.

Pleus le 13 j'ay seignié Mr de Brut, logé au Roy Armé.

Pleus le mesme jour j'ai seignié Madame Vaché, à Saincte-Claire . . . . 15 s.

Pleus le 14 j'ay seignié Madame Perier . . . 20 s.

Pleus le mesme jour j'ay seignié son valet. 10 s.

Pleus le mesme jour j'ay seignié la sœur de Madame de Saincte-Claire . . . . 15 s.

Pleus le mesme jour j'ay consulté pour le père Mège, jacobin, pour une rétantion d'urine............ 3 l.

Pleus le 15 j'ay taillé le père Mège, pour une suprésion d'urine, causée par une tumeur contre le rectum et la vessie................................ 110 l.

Pleus le 16 j'ay pancé d'une plaiée sous l'esselle le chevalier de Chavaniat, jusques au 28 novembre 120 l.

Pleus le 19 j'ay seignié un valet chez Mr le conseiller Périer............................. 10 s.

Pleus le 20 j'ay seignié l'aynée des filles de M. le Marquis de Sainthren................... 20 l.

Plus le 23 j'ay pancé d'une plaie à la teste au-dessus du sourcil le fils de M. Chabrol, orfèvre, je l'ay pancé jusques au 7 novembre.

Plus le 28 j'ay arraché une dent à la sœur Suzon, chez Mme de l'Eclache...................... 15 s.

Pleus le mesme jour j'ay traicté d'un abcès derrière l'oreille un petit de M. Taillandier, l'avocat et l'ay pancé jusques au 15 novembre et fourny les remèdes.

Du mois de novembre 1669.

Le 16 j'ay seignié Madlle Rochon, la veuve. 10 s.

Pleus le 20 j'ay seignié Madlle Fonfrede, la mère. .... 15 l.

Pleus le 25 jé donné une ordonnance à un nommé Dussaur............................... 15 l.

Pleus le mesme jour j'ay pancé la fille de Brun d'un abcès à un jenoul et faict plusieurs opérations.

Pleus le 26 j'ay seignié Mme Marotin, à l'Eclache.

Du mois de décembre 1669.

Le premier décembre j'ay la sœur de Fombone abcès du pied, à l'Eclache................. 20 s.

Le 4 j'ay sondé M. Chabié, Avocat du Roy à Riom, pour une carnosillé.................... 3 h.

Plus le mesme jour j'ay esté voir la nuit Mad^{lle} Rochon, pour une inflammation au gosier, causée par une ulcère.................................... 3 h.

Le 5 j'ay araché une dent à une des petites de M. le marquis de Sainethren..................... 3o s.

Pleus le 17 j'ay seigni la fille aînée de Mlle Rochon. .... 1o s.

Pleus le mesme jour j'ay esté à Maringues pour voir M. Vissaguet, pour un petit ulcère qu'il a au fondement.. ·.......................... 19 h. 1o l.

Pleus pour avoir pancé la fille d'un cellier, des ulcères scrofuleus, reçeu en déduction........... 5 h.

Pleus le 19 j'ay nétoyé les dents à M. Barel 13 h.

Pleus le 28 j'ay pancé d'une petite tumeur sous le manton une des petites de M. d'Albinat..... 3 h.

Pleus le 31 j'ay seignié Madame de Castillo 15 s.

Du mois de janvier 1679.

Le 14 je seigné une servante chez Mr Savinac.

Pleus le 15 une autre seigné.

Pleus je seigné des deux bras la même servante.

Pleus le 20 je donné une ordonnance à Mlle de Marcenat, de Sauxillanges................ 15 sols.

Pleus je donné six onces d'amplâtre à Mme Savinac en diverses fois pour ses enfants qui avaient mal au pied.

Du mois de février 1679.

Le 13 je esté à Beaumont voir la femme de Pierre Bernard et la seigné du pied.

Pleus le 14 j'ai esté la voir.

Pleus le 15 je luy ai fait porter un lavement laxatif.

Pleus le 16 je lui ai donné une fiole d'une potion cordiale.

Pleus le 17 une seignée.

Pleus le 20 une potion cordiale.

Pleus le 22 une médecine.

Pleus le 23 une potion cordiale.

Pleus le 26 je commencé de pancé d'un bubon véné-
nérien un valet de Mr de Saint-Sandoux....   10 l.

Pleus le mesme jour Monsieur Graf est venu chez
moi pour se faire traiter d'une maladie secrette.

Du mois de mars 1679.

Le premier jé commancé de pancer d'un mal aux
doits du pied le petit Savinac.

Pleus le 10 et le 11 jé randu trois visites à Madame
de Grinac et luy ai donné demi once d'huile violat,
pour tumeur à la teste.

Plevs le 12 j'ay esté à Beaumont pour voir la femme
de Pierre Bernard.

Pleus le mesme jour je seigné Madame de Grinac.

Pleus le 13 je envoié le garçon seigner la femme de
Pierre Bernard.

Pleus le mesme jour je luy ai envoié une fiole d'un
remède cordial.

Pleus le mesme jour jé envoié une once d'un beaume
pour les hémoroïdes et randu une visite à Mlle de Grin-
nac.

Pleus le 15 jé randu une visite à la femme d'un tis-
serand, qui demeure proche Madame Dumas.

Pleus le mesme jour jé esté à Beaumont voir la
femme d'Estienne Veriour.

Pleus le 16 je luy ai envoyé un lavement et une fiole
d'une liqueur cordiale.

Pleus le 17 je luy ai envoyé une carte d'une ptisane
astringeante.

Pleus le 18 je donné une médecine à la femme de
Pierre Bernarol.

Pleus le 19 je envoyé seigner la femme d'Etienne Venour et lui ay donné une décoction astreingente.

Pleus le 22 je envoyé un lavement à la femme de Venour, de Beaumont.

Pleus le 29 je luy ay envoyé une médecine,

Pleus le 3o je seignié Mme de Grinac.

Pleus le 31 se envoyé une fiole d'une liqueur balsamique à la sage-femme de Beaumont.

Du mois d'avril 1679.

Le premier je esté à Beaumont pour voir la sagefemme.

Pleus le 2 je luy ai envoyé une médecine.

Pleus le 3 une fiole d'une potion cordiale.

Pleus le même jour je seigné son fils, dit Sabœstier.

Pleus le 4 je seignié du col un malade de Beaumont

. . . . 20 s.

Pleus le mesme jour je arraché une dent à Monsieur Grasset. . . . . 20 s.

Pleus le mesme jour je donné une prise de pillules à la sœur d'Amable, femme à Santon de Beaumont.

Pleus le mesme je donné quatre onces d'un remède lacétique à une malade de Beaumont.

Pleus le 9 je esté chez Estienne Josat, de Beaumont, fils à François. . . . . 3o s.

Pleus le mesme jour je seigné du col la famme de Bernard, de Beaumont.

Pleus je randu une visite à la sage-femme.

Pleus je donné une médecine et une ordonnance à un charpentier du faubourg des Gras. . . . . . 3o s.

Pleus le 8 je donné une médecine aud. Josat 25 s.

Pleus je seigné du col la femme de Jean Péghoux, fils du meunier de Mme de Beaumont.

Pleus le mesme jour je seigné Josat du col. 15 s.

Pleus je seignié la femme d'un [homme] de Passeport, nommé Ligier.

Pleus le 12 j'ai donné une médecine à la femme de Sudre.

Pleus le mesme jour je donné une prise de poudre pour la fièvre tierce à Josat de Beaumont...   30 s.

Pleus le mesme jour je donné une prise de pillules à la femme de Jean Peyhoux de Beaumont.

Pleus je donné une médecine au gendre de la veuve de Jean Gedon de Beaumont.

Pleus le mesme jour jé donné d'une médecine à la femme Sudre de Beaumont.

Pleus le 14 je commencé de pancer d'une maladie secrète M. du Foust.

Pleus le 18 je donné une médecine à la femme du boulanger de Beaumont.

Pleus le mesme jour je donné une médecine à la femme de Luquet de Beaumont.

Pleus le 19 je seigné la femme dudit Luquet.

Pleus jé randu une visitte à Sauvat de Beaumont.

Pleus jé randu une visite à la sage-femme.

Pleus le 20 je commancé de voir Madame Blatin, d'une fièvre double tierce.

Pleus le 23 je donné une médecine à la femme d'Anthoine Bray de Beaumont.

Pleus le 24 je donné une prise de poudre antifébrile à Jean Chasagne, valet d'Anthoine Josat de Beaumont.

Pleus le 26 je donné une prise d'une poudre à la femme d'un peisant nommé Ligier, quy demeure à Paseport.

Pleus le mesme jour je seignié Mad^{lle} Rochon
. . . .   20 s.

Pleus le 27 je donné une prise d'une poudre à la femme d'Antoine Bray.

Pleus je donné une prise de poudre pour les fièvres à Anthoine Mathieu-Robert de Beaumont.

Pleus le mesme jour je donné une prise de poudre à Gilbert Coisseran de Beaumont...........   20 s.

Pleus le 28 une visite à la famme de Ligier de Passeport.

Pleus le 29 je donné une prise d'un remède à la famme de Jean Peghoux de Beaumont.

Pleus le 30 je donné une médecine à la famme de Ligier de Passeport.

Pleus je donné une ordonnance à une famme de Montferrand........................   12 s.

Pleus le mesme jour je donne une médecine au fils d'Anthoine Mathieu-Robert de Beaumont...   20 s.

Pleus le mesme jour je commancé de voir un masson malade chez la Pautité (*sic*)...........   27 s.

Du mois de may 1679.

Le premier je commancé de pancer d'une playe à un droit, Mad^{lle} de Grinnat, quatorze jours.

Pleus le mesme jour je commande de pancer d'une tumeur à l'angle de la machoire le fils de M. Fontète du Montel-de-Jalap.....................   30 l.

Pleus le 3 je seignié la famme du serrurier qui demeure devant M. de Martillat

Pleus le 5 je seignié du pied Madame de Jonchère......................   3 l. 10 s.

Pleus le 7 je......... le garçon la femme de Pouget de Beaumont......................   10 s.

Pleus le 8 je donné une prise de poudre au meunier de Royat.

Pleus le 9 je donné une ordonnance à Madame Forest de Maringues......................   30 s.

Pleus le 10 je donné une ordonnance à un homme de Montaigut-Le-Blanc......................   42 s.

Pleus le 11 je randu une visite à la famme du serurier, proche M. de Martillat.

Pleus le 13 une autre visitte.

Pleus le 14 une seigné.

Pleus le mesme jour je seigné du col Josat de Beaumont qui demeure proche la porte.

Pleus le mesme jour je seigné le meunier de Royat.

Pleus le 15 je rendu une visitte à la femme du scrurier et un lavement.

Pleus deux visittes le 15 et le 16.

Pleus le 17 une autre visitte.

Pleus le mesme jour je seigné du col le meunier de Royat.

Pleus le 20 je seigné Madame Cousseyre...   7 s.

Pleus le 21 je donné une médecine à Estienne Josat, de Beaumont.

Pleus le 22 je seigné M. Besse...........   10 s.

Pleus le mesme jour je donné une médecine au meunier de Royat.

Pleus le 23 une visitte à la famme du serrurier.

Pleus le 25 je donné une prise de poudre pour la fièvre au garçon de Paul Cassière de Beaumont.

Pleus le mesme jour je donné une prise de cristal minéral à Estienne Josat.

Pleus le mesme je donné une prise de cristal minéral au meunier de Royat.

Pleus le mesme jour je donné une prise *d'épilauze* à la famme d'Estienne Laboune, maréchal de Royat.

Pleus le mesme jour je donné une prise de poudre pour les fièvres à Gaspard Andau, de Beaumont.

Pleus le mesme jour je donne une ordonnance à l'homme d'affaire de Madame de Bonnet.

Pleus le 30 je donne une prise de cristal minéral à Estienne Josat, de Beaumont.

Plus le mesme jour je donné une prise de pillules. à Antoine Bony, meunier de Madame de Beaumont.

Pleus le dernier je donné une ordonnance.   10 s.

Pleus le mesme jour je donné une prise de cristal minéral à Estienne Josat, de Beaumont.

Pleus le mesme jour je seigné le meunier de Royat.

Du mois de juin 1679.

Le premier je seignié la fille de chambre de Mlle Rochon . . . . 10 s.

Pleus le 3 je donné une médecine au meunier de Royat. . . . .

Pleus le mesme jour je commancé de pancer des escrouelles une des filles de M. Durand, sieur du Joannès et fourny les remèdes jusques au . . . . .

Pleus le 4 je donné une prise de poudre pour la fièvre tierce. . . . . 20 s.

Pleus le 5 je donné une prise de poudre pour la fièvre double tierce. . . . . 27 s.

Pleus le 6 je donné une médecine à Madame Nicolas, veufve de M. Gougeon, notaire à Beaumont. . .

Pleus le mesme jour je seignée son fils.

Pleus le mesme jour je donné une prise de cristal minéral au meunier de Mme de Beaumont. . . . . .

Pleus le 8 je esté à Beaumont pour le voir du Pouget . . . *paié.*

Pleus le mesme jour je seigné la fille de Mme Gougeon.

Pleus je randu une visitte à la femme de Sudre. . . .

Pleus une autre visitte à Gaspard Andan, de Beaumont.

Pleus le 8 je donné une médecine au fils de Mme Gougeon, de Beaumont.

Pleus une seigniée et un lavement à Gaspard Andan, de Beaumont.

Pleus le 9 je donné une prise de poudre pour la fièvre tierce à René Maurel, de Beaumont.

Pleus pour une visitte à la petite de M. Andrieu, de Monton . . . .   25 s.

Plus le 12 je donné une médecine à Anthonie Mathieu, de Beaumont.

Pleus une prise de poudre à un garçon des séminaires . . . .   20 s.

Pleus une autre prise de poudre au frère de nostre bolanger . . . .   20 s.

Pleus le 15 je ouvert un abcès au fondement de Gaspard Andan, de Beaumont.

Pleus le mesme jour je rendu une visitte au sieur Pouget… *paié*.

Pleus je seigné le petit-fils de N . . . .

Pleus le 16 jé esté à Beaumont voir ledit Gaspard Andan et luy ai donné cinq amplatres.

Pleus je seignié la femme de Amable Luguet, de Beaumont.

Pleus je randu une visitte à la Jalaude.

Pleus le 16 je commencé de traiter d'une carnosité M. de La Garde de Sainct-Maurisse, proche Rochedagoux. *Reçu en déduction vingt et une livres, pleus receu trante et quatre livres, le tout cinquante et cinq livres.*

Pleus le mesme jour je donné une prise de poudre pour la fièvre de tierce à Amable Coudy, fils à Estienne.

Pleus le 17 je donné une prise de poudre pour la tierce à Pouget, de Beaumont . . . .   *paié*.

Pleus le mesme jour je doné une prise d'un sirop émétique à Bernard de Beaumont . . . .   20 s.

Pleus je pancé d'un ulcère à une jambe la fille d'un peisant de Jeaude, nommée Françoise Manubry et fourny les remèdes.

Pleus le 19 je donné une prise de poudre au fils de René Maurel, de Beaumont.

Pleus le 23 je donné une prise de poudre pour la fièvre quarte à Martin Chabre de Romanat.

Pleus le 24 je seignié Mme Brunel.

Pleus le mesme jour je donné une prise de poudre à Bernard de Beaumont pour un de ses fils.

Pleus le 24 je donné une ordonnance......   20 s.

Pleus le 25 je donné de l'amplatre à Mad^{lle} N...   50 s.

Pleus le mesme jour je donné une prise d'une poudre au fils de Mme Brunel.

Pleus le 26 je donné une prise de poudre pour la fille de René Bobo, de Beaumont.

Pleus le 27 une seignié et une prise de poudre au fils de Anthoine Boucher, de Beaumont.

Pleus le mesme jour j'envoié un lavement à Estienne Josat de Beaumont fils à Anthoine.

Pleus le 28 un autre lavement.

Pleus le 29 une médecine.

Pleus le 30 j'envoié seignié le fils d'Anthoine Mignon l'aisné, à Beaumont.

Du mois de juillet 1679.

Le 3 je este voir Estienne Josat de Beaumont, fils à Estienne.

Pleus le mesme jour je luy ay donné un lavement avec le catholicum et le miel rosat.

Pleus le 4 je seignié et donné une fiole d'eau pour les yeux à Laurent Blancher, de Beaumont.

Pleus le mesme jour je seignié René Gilet de Beaumont et le garçon une autre seignié.

Pleus le 9 un lavement à Estienne Josat de Beaumont.

Pleus le mesme jour le garçon a seignié René Bobo de Beaumont.

Pleus le 10 je seignié du pied Etienne Josat.

Pleus je randu une visite à René Bobo.

Pleus le mesme jour je commancé de pancer de deux fistules à une fesse avec carie Mme Gaudon et fourny les remèdes.

Pleus le 11 je accomodé le nez rompu à Mlle Aulanier........................ 4 l. 10 s.

Pleus le 13 je seignié le meunier de Mme de Beaumont.

Pleus le mesme jour jé envoié une médecine à Estienne Jozat, de Beaumont, fils d'Anthoine.

Pleus jé envoié le garçon pour seignié Bobo, de Beaumont.

Pleus le mesme une seigniée à Amable Coudy, de Beaumont.

Pleus le 15 je seignié Mme Aulanier.

Pleus le mesme jour j'accomodé la clavicule disloquée au petit Fontète.................... 5 l.

Pleus le 16 j'envoié un lavement à Bobo.

Pleus le mesme jour je donné un prise de poudre pour la fièvre tierce à Enthoine Josat, de Beaumont, fils à Jean.

Pleus le mesme jour je commancé de pancer la fille de Blaise Lencat, de Romanat. *Receu. 3 l. en déduction, pleus 40 sols.*

Pleus le mesme jour le garçon a seigné N...... à Beaumont.

Pleus pour une ordonnance à un homme. 14 s.

Pleus le mesme jour jé donné une prise de poudre pour la fièvre tierce à Bobo, de Beaumont.

Pleus le 7 je seigné la belle-fille de Ganne. 7 s.

Pleus le mesme jour je seignié Amable Coudy.

Pleus le mesme jour jé randu une visite Bobo.

Pleus le mesme jour je randu une visite à Estienne Josat, fils à Anthoine.

Pleus le mesme jour je donné un remède pour la fièvre, pour un garçon d'Anthoine Maladit, de Beaumont.

Pleus le 22 jé donné une ordonnance à un homme de Maringues........................... 17 s.

Pleus le mesme jour jé esté à Montferrand pour voir le père gardien........................... 3 l.

Pleus le 23 jé envoié une médecine à Amable Coudy.

Pleus le 25 jé arraché une dent au fils ainé de M. le Premier Président.

Pleus le 26 je luy ay donné une médecine.

Pleus le mesme jé donné une médecine au meunier de Royat.

Pleus le mesme jour je donné une ordonnance.

Pleus le 28 je donné une ordonnance à Mme Garnaud .... 30 s.

Pleus le 31 je donné une ordonnance à la fille de Mme Talon............................... 15 s.

Du mois d'août 1679.

Le premier je commance à pancer Sauvareux, notaire, d'une carnosité.

Pleus le mesme jour jé veu d'un mal aux yeux un enfant de Besse....................... 15 s.

Pleus le mesme jour jé seigné Estienne Josat, fils à Anthoine.

FIN DU REGISTRE.

La Prophylaxie et le Traitement des affections vénériennes en Auvergne, à la fin de l'Ancien Régime.

I

La prophylaxie et le traitement des affections vénériennes fut un souci constant pour les pouvoirs publics durant les cinquante dernières années de l'Ancien Régime. On commençait à cette époque à ne pas considérer ces affections comme le résultat unique de la débauche, et quelques esprits éclairés voulaient bien admettre qu'alors comme aujourd'hui le syphilitique est plus à plaindre qu'à blâmer.

Ce n'était certes pas encore l'avis de Me Jean Gaschier, sieur de Fontgiève, lieutenant-général criminel en la sénéchaussée et siège présidial de Clermont, ni de dame Anne de Frédefont, son épouse, lorsqu'ils donnèrent, en 1682, la plus grande partie de leurs biens à l'ordre de Saint-Jean-de-Dieu, à la charge de construire, à Clermont, un hôpital sous le vocable de Saint-Jean-Baptiste, où quatre religieux soigneraient les malades, à l'exception des femmes, des lépreux, incurables, *vénériens* et enfants au-dessous de huit ans (1).

Sous le règne du Roi-Soleil on traitait encore en

---

(1) Ç'est aujourd'hui l'Hôpital-Général. (*Arch. Hospitalières du P.-de-D: IV. AI.*)

parias les malheureux syphilitiques et il nous faut attendre près d'un siècle pour voir en Auvergne un philanthrope, à l'esprit large et charitable, M. Mogue de Pomerol, conseiller à la Cour des Aides de Clermont, offrir, le 23 avril 1764, la somme de vingt mille livres pour fonder six lits dans le nouvel hôpital que l'on se proposait alors de construire, à la condition expresse que des salles spéciales y seraient réservées aux vénériens (1).

Si, grâce au legs de Maugue de Pomerol, l'Hôtel-Dieu de Clermont-Ferrand fut pourvu d'un service de syphilitiques, il n'en fut malheureusement pas de même de l'Hôpital-Général, car, dans un registre de délibérations de cet établissement, nous voyons que l'Intendant d'Auvergne est obligé d'insister afin d'obtenir une chambre séparée pour ces malades (2). Quoi qu'il en soit, l'administration hospitalière ne perdait jamais ses droits, — pas plus que de nos jours du reste — et les malheureux spécifiques, réunis aux aliénés, pour la circonstance, ne pouvaient malgré tout entrer à l'Hôtel-Dieu qu'après une longue délibération des membres du conseil de cet hôpital sur l'opportunité et la portée morale de leur admission (3).

Cette grosse question de la prophylaxie des affections vénériennes n'avait fait que peu de progrès, lorsque M. de Chazerat, intendant d'Auvergne, reçut, le 10 juillet 1772, de M. de Sartines, lieutenant général de police de la ville de Paris (4), un exemplaire des : « *observations sur les moyens de guérir à peu de frais les*

---

(1) *Ibidem :* I. E, 17.
(2) *Ibidem:* III. E, 14.
(3) *Ibidem :* I. E, 18.
(4) Le lieutenant-général de police de Paris avait alors la surveillance des prostituées et s'intéressait naturellement à tout ce qui touchait à la propagation des affections vénériennes. — Cf. Arrêt du Parlement de Paris, portant règlement sur le fait des maladies de la grosse Vérole. *In Avenir médical de décembre 1905.*

maladies vénériennes » par le sieur Gardanne, médecin. L'auteur s'offrait pour donner aux médecins, qui useraient de sa méthode, tous les renseignements qui pourraient leur être nécessaires.

L'intendant répondit qu'il allait installer dans sa généralité différents établissements où les vénériens trouveraient à la fois les conseils et les soins que nécessiterait leur état, il demandait en même temps à M. de Sartines de lui faire tenir à Clermont quelques exemplaires de l'ouvrage de Gardanne.

Le volume avait eu une très grande vogue et l'éditeur Ruault, libraire à Paris, rue de la Harpe, ne put adresser en Auvergne que quarante exemplaires de de la seconde édition, bien qu'on les lui paya à raison de dix-huit sols l'un (1) !

Cet ouvrage fut distribué aussitôt parmi les différents médecins et chirurgiens de la province et sa lecture provoqua en même temps que l'avis des chirurgiens de Clermont que nous rapportons plus loin, les réflexions suivantes de M° Boirrat, médecin à Riom :

Réflexions de M. Boirrat sur le traitement des maladies vénériennes suivant la méthode de M. Gardanne (2).

Monseigneur,

Permettez-moi de proposer à votre Grandeur, sans cesse occupée du bonheur des peuples qui lui sont confiés, un nouveau moyen de signaler sa bienfaisance, un objet digne de son attention et de son amour pour le bien public.

Le mal vénérien répand dans les Provinces sa contagion : le peuple, les artisans et surtout les jeunes gens en sont infectés ; de cette source empoisonnée naissent le désordre dans les mariages, des obstacles au progrès des arts, à la

(1) Arch. P.-de-D : C, 1394.
(2) Arch. P.-de-D : C, 1395.

population. Quel préjudice pour l'Etat! rien de si important que d'y remédier.

Mais les moyens employés jusqu'à présent ont été insuffisants et sujets à mille inconvéniens. Il fallait suspendre un travail nécessaire, se soustraire pour un tems à la société, pratiquer un régime et des remèdes dont le nom seul dévoile la nature de la maladie et nuit à la réputation du malade. Enfin la cupidité de certains ministres de la santé avoit mis aux soins qu'elle exige un prix arbitraire et communément si haut, qu'il excédoit les facultés du plus grand nombre : ainsi la honte, le respect humain, l'indigence détournoient plusieurs malades de s'adresser aux gens de l'art et les forçoient de se confier à des ignorans qui pallioient le mal et le plus souvent encore ne faisaient que l'aigrir bien loin d'y remédier. Combien de charlatans ont duppé le public en lui vendant bien cher, sous l'appas d'un remède prompt et infaillible, une fausse guérison.

Un médecin, ami de l'humanité, touché de ses misères et surtout des abus qui ont empêché jusqu'à présent de rendre le soulagement aussi répandu que le mal, s'est appliqué à en simplifier le traitement et à le rendre si populaire qu'il n'y ait personne dans aucun état de la vie, qui ne puisse se le procurer gratuitement ou à peu de frais. Ce projet appuyé de l'autorité du Magistrat qui veille à la conservation des citoyens de la capitale, y a déjà été couronné du plus grand succès; mais son exécution doit suivant les intentions du gouvernement s'étendre à toutes les Provinces du Royaume et servira sans doute de modèle aux autres Etats. C'est pourquoi plusieurs de Messieurs les Intendants ont témoigné à l'auteur du projet leur empressement, et l'ont engagé à décrire sa méthode avec tant de clarté et de précision qu'elle puisse être à la portée de tout le monde.

Tel est l'ouvrage, Monseigneur, que j'ai l'honneur de vous adresser : peut-être que votre Grandeur en a déjà connaissance et qu'elle s'est occupée des moyens de la rendre utile ; mais si ses grandes occupations ne lui ont pas permis de vaquer à cet objet, j'espère qu'elle ne sera pas fâchée de la connaître et qu'elle ne désapprouvera point mes réflexions.

Ce projet, muni de l'approbation de la Faculté de Médecine

de Paris et publié par ordre du gouvernement, est destiné
à poursuivre dans tous les lieux les maux vénériens, à procurer aux indigens une guérison jusqu'à présent inespérée :
et laisse entrevoir, dans la multiplication des secours, l'heureux moment où cette contagion dépopulatrice (ce sont les
termes mêmes de l'auteur) ne portera plus que des coups
faibles et faciles à parer. Peut-être que votre Grandeur, après
s'être convaincue de ces avantages, jugera à propos de le
multiplier par la voie de l'impression et de le faire répandre
dans toute l'étendue de son département.

Cependant on ne parviendroit point au but qu'on se propose si on se bornoit à laisser à chaque particulier le soin
de se traiter à l'aide de cette instruction. — Les remèdes
qu'on y conseille sont sûrs, l'expérience des plus grands praticiens, après laquelle je n'ose citer la mienne, en a confirmé
l'efficacité ; mais elle dépend absolument d'une juste application dont le vulgaire n'est pas capable: l'imprudence
seroit ici suivie des plus grands dangers, rendroit suspecte
une méthode très sûre et très commode lorsqu'on en use
avec les précautions convenables et renouvelleroit les reproches mal fondés que certaines personnes intéressées lui ont
déjà fait. D'ailleurs la maladie vénérienne est souvent si dan-
gereuse et compliquée avec des tempéramens ou des dispositions qui demandent de si grands ménagemens que, malgré
tous les soins qu'on pourra prendre pour éclairer le public,
il aura toujours besoin d'être guidé par les lumières des
gens de l'art, qui savent varier les remèdes relativement à
toutes les circonstances où les malades peuvent se trouver.

Il est vrai que chacun peut dans les cas douteux et délicats
consulter celui des médecins ou chirurgiens en qui il a confiance ; mais cette voie, qui a toujours été suivie par ceux
qui sont en état de payer les avis qu'on leur donne, laisse
subsister à l'égard du peuple les inconvéniens auxquels
M. Gardane cherche à remédier par l'établissement d'un
traitement populaire. Il paraît donc nécessaire, pour y parvenir, de prendre dans les Provinces les mêmes mesures
qu'il a prises lui-même à Paris; c'est-à-dire de choisir dans
chaque ville, au moins dans les principales, une personne
de l'art digne de la confiance publique et qui, attentive aux
vues de l'*instituteur* de ce traitement, donne gratuitement à

tous ceux qui sont mal partagés des biens de la fortune, et c'est le plus grand nombre, tous les avis et éclaircissements nécessaires sur leur état, les dirige dans le traitement, donne le choix et la dose des remèdes, et soit suffisamment autorisée à les leur faire délivrer au plus bas prix chez l'apoticaire.

Pardonnez, Monseigneur, en faveur du motif qui m'anime, l'imperfection des vues que je prens la liberté de proposer à votre Grandeur, dans l'espérance qu'elle daignera les rectifier par la sagesse des siennes ; mais, quel que soit le parti qu'elle prenne sur les moyens de favoriser ce nouvel établissement, je la supplie de manifester ses intentions afin que le public en soit suffisamment instruit et que les gens de l'art puissent s'y conformer.

La petite vérole est un autre fléau du genre humain dont il seroit bien intéressant de prévenir les ravages ; mais ceci demande des détails où je n'ai garde d'entrer pour le moment. Je sais que quand on écrit aux personnes constituées en dignités, on doit être court et je m'aperçois que cette lettre n'est déjà que trop longue ; ainsi je les réserve pour une autre occasion, et lorsqu'il plaira à votre Grandeur de les lui adresser.

Je suis avec respect, Monseigneur, votre très humble et très obéissant serviteur.

A Riom, le 10 juillet 1773. Bomat, Dr M.

Avis des Maîtres-Chirurgiens de Clermont.

Sous les auspices de Monseigneur de Chazerat, intendant de la généralité et province d'Auvergne et pour seconder ses vues en faveur des pauvres malades.

Les Maîtres en chirurgie de la ville de Clermont-Ferrand ont l'honneur d'avertir MM. les Curés et autres personnes qui président aux Assemblées de Charité, soit dans cette ville, soit dans les bourgs et villages voisins, ou autres villes de cette province qu'ils se trouveront tous les lundys, mercredis et samedys de chaque semaine depuis une heure du relevé jusqu'à quatre heures du soir, à commencer le premier lundy sixième jour du mois prochain de l'année présente 1773. Dans la Chambre de leur école de St-Côme si-

tuée au-dessous des Cordeliers 8 pour y examiner suivant
leur usage ordinaire tous les pauvres malades qui voudront
s'y rendre, et en particulier ceux qui seront attaqués de maladies vénériennes et d'autres secrètes, leur accorder gratuitement tous les secours qu'ils pourront leur procurer, et
en même tems leur distribuer les remèdes qui paraîtront ap-
plicables à leurs maux, ces remèdes seront fournis par les
ordres de Monseigneur l'Intendant; les pauvres sont donc
invités à y venir avec confiance, on aura pour eux toutes
les attentions que peuvent inspirer et la charité pour des
frères et le nom de pauvres de Jésus-Christ, dont ils sont
honorés, et on n'oubliera rien de tout ce qui pourra contribuer à adoucir leurs peines, et à les soulager dans leurs
malheurs. Quant à ceux à qui l'état de la maladie ne per-
mettra point de venir, s'ils envoyent quelque personne en
état de faire le raport de leur maladie, on les instruira de
la manière dont ils devront se conduire; on pourra même
députer quelqu'un des maîtres de chirurgie pour aller les
visiter, si l'état de la maladie l'exige et que le trop grand
éloignement du domicile du malade n'y soit point un obs-
tacle (1).

Les Maîtres-Chirurgiens donnaient aux malades des
bons de médicaments, analogues à ceux que nous
avons tous délivrés dans les hôpitaux de Paris, avec la
différence qu'à cette époque ils étaient entièrement
manuscrits: celui que nous rapportons ici comme
exemple est écrit au dos d'une carte à jouer:

« *Monsieur Dulaque et priié de vous loir bien
doner poor St-Come 6 once d'ongan mercurielle
au présan porteur.*

PÉROLLE, *prévot de sa Compagnie,*
1779 janvier (2). »

---

(1) Archives P.-de-D : C. 1395.
(2) *Le confrère avait évidemment peu cultivé l'orthographe.*

Nous avons pu retrouver la note de l'apothicaire
Dulac :

**Etat des remèdes que Dulac, apothicaire, a fournis
par ordre de Monseigneur l'Intendant aux pauvres du bureau de Charité de Saint-Côme, selon
les billets ci-joints de Messieurs les Chirurgiens.**

1774.

Du 25 mars, sept onces pomade double de mercure......................	16 l.	
Du 9 may, onguent de la mère et basilicum de chacun une livre..........	4 l.	10 s.
Du 29 aoust, une drachme et dix grains pierre infernale..................	3	7

1775.

Du 7 mars, onguent de la mère deux livres	4	10
Basilicum une livre.................	2	5
Plus mercure doux très sublimé deux onces...........................	4	
Du 3 novembre, basilicum et onguent de la mère de chacun une livre.....	4	10
Du 8 novembre, deux pots de looch pectoral pesant huit onces à 8 s. l'once................................	3	4

1776.

Du 8 février, une médecine..........	1	4
Du 19 juin, onguent de la mère deux livres.	4	10
Plus basilicum une livre.............	2	5
Plus thériaque fine une livre.........	12	
Plus pomade double de mercure huit onces...........................	8	
Plus précipité rouge six drachmes....	3	

Plus trois pots.....................	0	12
Du 25, onguent égyptiac six onces et uu pot.......................	1	
Du 18 juillet, beaume d'Arceus une livre...........................	8	
Du 9 décembre, onguent de la mère une livre...........................	2	5

1777.

Du 10 mars, onguent de la mère et basilicum de chacun deux livres......	9	
Plus pomade double de mercure huit onces...........................	8	
Plus deux pots.....................	»	8
Du 19 demi drachme pierre infernale..	1	10

1778.

Du 4 février, onguent de la mère deux livres...........................	4	10
Plus une livre onguent Styrax........	8	
Plus pomade double de mercure douze onces...........................	12	
Plus deux gros pierre infernale.......	6	
Plus deux gros précipité rouge.......	1	
Plus deux pots.....................	»	8
Du 18 août, onguent de la mère deux livres...........................	4	10
Plus deux pierres infernales pesant trois gros...........................	9	

1779.

Du 7 janvier, six onces pomade double de mercure et un pot.............	6	4
Du 23 mars, sublimé corrosif et sel amoniac de chacun deux onces.........	3	2
Du 12 juillet, onguent de la mère une livre...........................	2	5

Plus pomade double de mercure huit
onces et un pot.................. 8 4
Du 13 novembre, trois pierres infernales
pesant quatre gros, mises dans une
fiole........................... 12

1780.

Du 24 avril, onguent de la mère, une
livre.......................... 2 5
Plus 30 prises emetique à quatre sols la
prise......................... 6
Plus pomade double de mercure 8 onces et le pot.................... 8 4
Du 7 décembre, onguent de la mère une
livre.......................... 2 5
Plus pomade double de mercure 8 onces et un pot................... 8 4
Plus sublimé corrosif deux onces 2 10

1781.

Du 10 août, huit onces iris, huit onces
nénuphar et huit onces sel de nitre
purifié........................ 5 4
Plus 8 onces pomade douce de mercure
et un pot...................... 8 4
Total, sauf erreur.......... 223 l. 19 s.

Dulac n'était pas le seul apothicaire à fournir des
notes, les malades (comme aujourd'hui ceux de l'assis-
sistance médicale gratuite) pouvaient choisir l'apothicaire qui leur plaisait, comme le prouve encore la
note ci-dessous, dressée par les maîtres-chirurgiens :

**Etat des médicaments nécessaires pour les pau-
vres malades qui sont traités gratuitement dans
la chambre des chirurgiens par les ordres de
Monseigneur l'Intendant :**

1° Deux livres d'onguent mercuriel préparé à une

égale partie de mercure revivifié de cinabre et de lard fondu ;

2º Deux pintes de la dissolution antivénérienne ma_jeure ;

3º Deux pintes de la dissolution mineure ;

4º Une livre d'extrait de Saturne ;

5º Quatre livres d'onguent de la mère ;

6º Une livre beaume d'Arceus ;

7º Une demy livre d'emplatre diabotanum ;

8º Demy livre d'emplatre de Vigo cum mercurio ;

9º Un gros de pierre infernale ;

10º Une boete assortie de M. Helvétius.

Le 26 juin 1773.

L'autorité elle aussi se mit à isoler ses vénériens ; un certain nombre de soldats furent traités à l'Hôtel-Dieu de Clermont-Ferrand en 1778 et 1779. Leur présence est une cause de difficultés entre l'Intendant et les administrateurs ; ces derniers prétendent qu'ils ne doivent fournir que le lit aux soldats dont la conduite est loin d'être exemplaire à l'hôpital (1).

En 1791 nouvelles plaintes sur la conduite des militaires atteints de mal vénérien que le ministre a imposés à l'Hôtel-Dieu (2).

Les ministres eux-mêmes daignent s'occuper de cette importante question et, le 14 mai 1774, Necker écrit a M. de Chazerat lui envoyant un exemplaire d'une étude sur différentes méthodes d'appliquer le mercure dans les maladies vénériennes par M. de Horne, médecin ordinaire de la comtesse d'Artois. — M. de Chazerat en fait venir, pour les distribuer, douze exemplaires qui lui coûtent 100 livres 8 sols. C'est le médecin de Horne

____

(1) Arch. hospitalières du P.-de-D. : I E, 20.
(2) *Ibidem* : I. F. 8.

lui-même qui les lui envoya, ajoutant dans sa lettre :
« Je vous supplie, Monsieur, de recommander aux médecins et aux chirurgiens auxquels vous les destinez, à
se livrer à ce genre d'observation d'où il résultera à la
fin des aphorismes de la plus grande vérité et de la
plus grande utilité sur le public. Je n'ai point eu d'autre but en rédigeant les miens (1). »

S'il y avait des auteurs honnêtes comme de Horne,
la réclame, hélas ! commençait déjà à sévir et les spécia-
lités infaillibles étaient nombreuses, pour combattre
l'affection qui nous intéresse. — Une entre autres, le Rob
Antisyphilitique, était préparé par un certain Laffecteur,
ancien inspecteur des vivres ; ce rob ne contenait pas
de mercure et c'était là, paraît-il, ce qui faisait sa supé-
riorité. Pour en démontrer l'efficacité, Laffecteur, qui
restait *Rue de Bondy, la dernière porte à gauche
après l'Ambassadeur de Venise*, avait installé une
clinique à laquelle un médecin était attaché. Les malades y étaient reçus et soignés par lui de 10 heures jusqu'à une heure après midi, les conseils du médecin
étaient absolument gratuits, et Laffecteur nous donne
discrètement au bas de la page le prix de son produit :
*la bouteille de 32 onces 24 livres à Paris et 27 en
Province, franche de port et d'emballage.*

Pour bien prouver ce qu'il avance, le fabricant adresse à Monsieur de Chazerat :

1º L'arrêt du Conseil d'État qui lui donne le mono-
pole de bouteilles marquées de ses initiales et de sa marque (2).

2º Un extrait du Nº 42 de la Gazette de Santé de 1778,
qui vante le Rob sans mercure (3).

---

(1) Arch. P.-de-D. : C. 1394.
(2) A Paris, chez P. G. Simon, imprimeur du Parlement, 1778
(*4 pages petit in-4º*).
(3) A Paris, *chez Mequignon l'aîné, libraire, rue des Cordeliers*,
4 pages.

3º Une petite brochure : Observations sur le Rob Antisyphilitique (1).

4ºEnfin le Rapport sur l'analyse du Rob Antisyphilitique du sieur Laffecteur (2).

Il écrit de nouveau à l'Intendant en 1781, lui annonçant encore l'envoi de quelques-uns des ouvrages qui propagent sa spécialité, puisque M. de Chazerat, dit-il,a montré de l'intérêt à ses travaux.

Malheureusement, les effets du fameux Rob étaient sans doute problématiques et en tout cas sa puissance absolument inconnue de nos paysans, qui l'auraient certes bien mise à l'épreuve durant l'épidémie de syphilis qui sévit à Pereyret, près Billom, en 1787, et que nous allons faire connaître.

II

Epidémie de syphilis de Pereyret.

Le 1er novembre 1787, l'intendant d'Auvergne recevait la lettre suivante :

A Seymiers, ce mercredi 31 octobre 1787.

Vous jugerez, Monsieur, par le procès verbal que j'ai l'honneur de vous addresser, combien mon âme doit-être affligée dans le moment où je réclame votre protection et votre sensibilité. Il semble que la Providence avoit jusqu'à ce moment pris en pitié la misère des pauvres habitans de la campagne en les préservant du poison des villes.

Ce mal s'est propagé tellement dans le village de Pereyret, paroisse de Fayet, que la moitié du village est déjà infecté à un point qui menace leur vie, si les secours ne sont promptement administrés. Peut-être un plus grand nombre

---

(1) Imp. S. l. n. d. ; in-8, 16 pages.
(2) Paris, Imp. Ph. D. Pierres, *Imprimeur de la Société Royale de médecine,1779.* In-12, 23 pages.

de personnes se plaindroient, si les symptômes étoient plus développés.

Le curé de Fayet, qui n'a été instruit que peu de jours avant moi, et tout récemment, quoique le mal soit ancien, par l'ignorance de ces pauvres gens, que la honte a encore retenus, vient d'écrire à Monseigneur l'Evêque pour implorer ses secours et sa recommandation auprès de vous, Monsieur, je suis convenu de les retirer à Semier tout le temps que durera le traitement. J'ai profité de la considération qu'à pour moi le nommé Tardif, un chirurgien de Mauzun, garçon de mérite, qui a travaillé à Paris dans les hopitaux et sous les grands maîtres, qui jouit dans tout le canton d'une grande réputation de talent et d'honctêté, pour obtenir de lui, qu'il voulut bien se charger de soignier les malades, qu'il faudra nécessairement retirer de chez eux, ce qui entraine bien des soins attendu la peine que ces sortes de gens ont à quitter leur foier et leur petit bien qu'il faudra confier à des voisins.

Nous aurons besoin même Monsieur de votre autorité pour les empêcher de sortir du logement que je leur destine quand ils seront confiés aux soins de M. Tardif, si vous approu_ vez le parti que j'ai imaginé et arrèté, après en avoir conferé avec le curé de la paroisse et le chirurgien qui sont plus que moi en état de calculer les inconvéniens qui résultent de la façon d'être de ces bonnes gens qui ne sont venus à moi, qu'après avoir consulté les charlatans du canton à dix lieux à la ronde, espèce de gens qui ont la confiance des paysans, souvent pour leur malheur. Car, si l'on s'y fut pris de bonne heure, le mal n'aurait pas été si grave et n'aurait pas gagné. C'est une peste que je redoute pour tout le canton et qui m'a fait regarder cet objet comme une chose d'un intérêt général.

Je voudrai, Monsieur, prendre vos conseils loin que je crois mes réflexions décisives; mais mon âme est affectée, je ferai charitablement tout ce qui sera en mon pouvoir et j'ai regardé comme un moyen économique de tâcher de leur procurer dans un lieu voisin de leur domicile et l'emplacement et le secours de l'Esculape. Il faudra encore penser à la subsistance de ces malades et de leur famille qui ne pourront rien gagner pendant six semaines et trois mois

pour quelques uns que dureront les pensemens et le régime
... (*Le reste de la lettre traite de relations mondaines.*)

LE ROY DE ROULLÉ.

A cette lettre est joint le certificat suivant :

Nous Gilbert Tardif, maître en arts et en Chirurgie résident au bourg de Mauzun sous signés, certifions nous être transportés au village de Pereyret, paroisse de Fayet, où la requisition de Monsieur Le Roy de Roulay seigneur de Semier et de M. Morel, curé dudit Fayet; pour y visiter une quantité de malades affectés d'une calamité qui mérite toute l'attention et les égards de ceux qui aiment à faire le bien, nous y avons trouvé vingt-trois victimes du virus vénérien, dont vingt-une ont la maladie bien caractérisée et accompagnée de symptômes plus ou moins aggravents, suivant la datte de leur apparition ; les deux autres, dont un enfant d'un mois et sa mère, n'ont que de fortes présomptions dudit virus.

Le surplus des malades sont sept hommes, neuf femmes et cinq enfants. Ce qui rent les malheureux plus à plaindre et les met le plus dans le cas d'exciter la compassion c'est la manière dont leur est parvenue la maladie dont ils sont affligés.

Une malheureuse femme, pour procurer quelque subsistance à sa famille indigente, prit à alléter un enfant de l'Hôpital de Billom, il y a environ un an, cet enfant avait du mal aux lèvres que cette malheureuse femme prit pour de la rache et communiquat d'abord à son sein une dartre rongeante qui fut bientôt suivie de pustules et autres symptomes vénériens aux parties naturelles. Cet enfant mourut des suites de sa maladie à la fin du mois de décembre dernier, sa nourrice la communiquée à son propre enfant qui en est également mort.

Cet enfant avait été alleté par interval par différentes femmes du même village qui l'ont successivement communiquées à leurs propres enfants ainsi qu'à leur maris et enfin l'incendie est parvenu au point cy-dessus énoncé.

Pour concourrir au soulagement que monsieur de Roulay, ainsi que monsieur le curé de Fayet veulent procurer à

10

ces malheureux, nous nous sommes offerts de faire à tous le traitement le plus méthodique par le moyen des bains, des frictions, mercurielles, etc. Mais, malgré la bonne envie que nous avons de faire le bien, n'ayant d'autres ressources pour substituer que notre état et étant à une lieu de l'endroit que l'on pourroit destiner au traitement, nous ne pouvons nous charger de fournir tous les remèdes ainsi que leur faire tous les jours les visites et pensements nécessaires pendant tout le traitement qui seroit au moins de deux mois ou deux mois et demy au moins ; à moins de dix-huit cents livres et encore à ce tôt, nous osons espérer que l'on voudra bien croire que nous faisons une ample remise. En foie de quoi nous avons dressés le présent certificat pour valoir ce que de raison et que nous affirmons sincère et véritable ; en loyauté et conscience fait le 28 octobre 1787 (1).

TARD.

*_**

Le subdélégué de Billom prévient, lui aussi, l'Intendant le 4 et envoie la lettre du curé de Fayet, d'où il ressort que les malheureux, par ignorance, se sont contaminés les uns les autres et n'ont vu de longtemps aucun médecin. — Il signale aussi la crainte qu'éprouvent les autres femmes qui ont pris des enfants en nourrice à l'hôpital de Billom.

Les lumières du chirurgien Tardif n'ayant pas paru suffisantes, on commit pour faire une enquête sur les lieux le docteur Delaire, de Clermont ; ce praticien, une fois sa mission remplie, adressa à M. de Chazerat le rapport qui suit :

Rapport du Médecin de Clermont.

Nous, docteur en médecine et maître en chirurgie en la ville de Clermont-Ferrand, en conséquence des ordres de Monseigneur l'Intendant de la Province d'Auvergne, Nous sommes transportés au village de Pereyret, paroisse de Fayet,

---

(1) Arch. P.-de-D. : C., 1396.

pour voir, visiter et traiter sur les lieux les malades dudit village attaqués du vice vénérien. Visites et examens scrupuleusement faits tant du degré que cette maladie a déjà acquis, que des secours pressants que la plus grande partie des malades paraissent demander, et du peu de ressource que l'endroit présente pour le traitement, Nous avons jugé qu'il était indispensable de transporter le plus tôt possible les malades à l'Hôtel-Dieu de Clermont, ou telle autre maison qu'il plairait à Monseigneur l'intendant d'assigner ; ou à son choix fournir aux dépenses considérables qu'occasionneront le traitement sur les lieux et le tems qu'il emporteroit, dont nous ne pouvons fixer la durée, attendu la gravité du mal et que, sans préjudice des personnes réellement attaqués, il s'en trouve d'autres douteuses. Le nombre qui compose la quantité de malade est de neuf femmes, trois hommes et dix enfants, total 22.

Fait au Pereyret, paroisse de Fayet, le 20 décembre 1779.

DELAIRE.

A ce rapport, est annexé un état nominatif des malades.

Le même jour, l'intendant écrit à M. Lambert, contrôleur général, qu'il s'est entendu avec les administrateurs de l'Hôtel-Dieu de Clermont pour y faire admettre et soigner les malades dans des salles à part, en leur promettant de couvrir l'hôpital de ses frais ; l'Evêque et M. Le Roy de Roullay ont promis de contribuer à la dépense.

Au reçu de ce rapport, l'intendant écrivit au subdélégué de Billom et au curé de Fayet, qu'il enverrait le 2 janvier des voitures couvertes pour évacuer les malades sur l'Hôtel-Dieu de Clermont. Ceux-ci quittèrent Billom le lendemain dans trois grandes charrettes au nombre de 8 hommes, 9 femmes et 8 enfants. — La dépense de leur voyage fut payée par M. de la Gardette et s'éleva à 12 livres, chez l'aubergiste de Billom Jalla, et à 9 livres pour les cochers et les chevaux.

Le contrôleur général Lambert, qui avait été prévenu de l'épidémie dès le début, avait fait tenir la lettre de l'intendant à la Société royale de Médecine, en lui demandant son avis sur les moyens de conjurer le mal. Et il reçut de Vicq d'Azyr la réponse suivante, qu'il transmit de suite à Clermont :

« Monseigneur,

« J'ai communiqué à la Société Royale de Médecine la lettre que vous avez bien voulu m'adresser et qui vous a été écrite par M. l'Intendant de Clermont au sujet de plusieurs personnes qui sont attaquées de la maladie vénérienne qui a été communiquée d'abord par un enfant à une nourrice. La Compagnie a entendu la lecture de cette lettre et croit qu'il serait utile d'avoir des détails positifs sur cet objet important ; elle a rédigé quelques questions qu'elle m'a chargé de vous envoyer et qu'elle vous prie de faire parvenir à M. de Chazerat, en l'engageant à vous communiquer les réponses qui pourront être faites à ces questions.

« J'ai l'honneur, etc.

« *Vicq d'Azyr*.
« 13 janvier 1788. »

Ces questions furent envoyées au curé de Fayet et voici les réponses qu'il retourna, au subdélégué :

I

Cet enfant est né à Billom chez la veuve Thomas, sage-femme, le dimanche 19 novembre 1786, environ 4 heures du soir. — Il a été porté à l'hôpital de Billom le même jour à 7 heures du soir. — Le même jour il a été donné à la femme de Guillaume C..., de Billom, qui l'a allaité depuis cette époque jusqu'au mardy 21 qu'il fut envoyé à Fayet et confié à la femme d'Antoine Ch... qui l'a allaité depuis cette époque jusqu'à son décès, arrivé le 28 décembre de la même année. — C'est-à-dire que cet enfant a été allaité environ deux fois 24 heures par la première nourrice de Billom, et 1 mois 7 jours par celle de Fayet.

2

Le père et la mère de cet enfant, *qui ont été nommés secrètement par la sage-femme chez laquelle cette dernière a accouché* (1), sont reconnus pour très sains, on ne présume pas qu'ils ayent jamais eu aucune atteinte de maladie vénérienne.

3

La femme dud. Antoine Ch... de Fayet, seconde nourrice de l'enfant, pourrait seule dire quels étaient les symptômes de l'enfant et s'ils siégeaient à la bouche. Il n'a pas été en notre pouvoir de la questionner attendu qu'elle est actuellement détenue à l'Hôtel-Dieu de Clermont, on peut luy faire demander quel est le chirurgien qui a vu cet enfant avant sa mort, nous pouvons cependant observer :

1° Que la sage-femme qui a reçu cet enfant nous a assuré qu'elle ne luy a reconnu aucun mal ;

2° Qu'il a paru très sain à toutes les personnes de l'hôpital de Billom qui l'ont vu et touché au moment où il y fut apporté ;

3° Que la première nourrice qui l'a allaité 2 fois 24 heures l'a regardé comme très sain, et qu'il ne luy a procuré aucun mal ;

4° Que le propre enfant de la seconde nourrice de Fayet n'a vécu que 2 fois 24 heures.

4

Nous ignorons absolument quels ont été les accidents, nous n'avons pu acquérir sur cet objet aucune connaissance sûre, attendu que cette nourrice et les

---

(1) *Ceci a été barré sur l'original.*

autres malades ne sont pas sur les lieux qu'ils sont tous, depuis le 3 janvier dernier, à l'Hôtel-Dieu de Clermont.

5

M. le curé de Fayet s'est assuré que le mari de la nourrice de Percyret jouissait d'une parfaite santé extérieure et qu'il ne croyait pas qu'il eût jamais éprouvé aucune maladie de cette nature.

6

M. le curé de Fayet assure qu'il n'était jamais venu à sa connoissance que ses paroissiens eussent eu attribut d'aucune maladie vénérienne antérieurement à cette dernière.

Au surplus le lieu de Fayet est éloigné d'environ six lieux de la ville de Clermont et une lieu de la ville de Billom.

A Billom, le 26 février 1788.
DE LA GARDETTE.

***

On avait aussi demandé un rapport à la supérieure de l'hôpital de Billom, qui répondit que la première nourrice de l'enfant était en parfaite santé, que le nourrisson n'avait rien en quittant son hôpital où il avait été apporté par la nièce de la sage-femme chez laquelle il était né, avec comme marque distinctive un petit ruban vert et un billet où il était écrit : « *L'hôpital est prié d'avoir la bonté d'avoir soin de cet enfant, on leur sera obligé, on ne le gardera pas longtemps. Il est né à environ 3 heures du soir, assuré et non baptisé. L'on vous prie de lui donner le nom d'Amable, le 19 du mois de novembre. Ne perdez pas le ruban, j'en ai autant.* »

Le sieur Maussier, rhabilleur, dit avoir examiné en novembre 1787 une femme de Pereyret atteinte de maladie vénérienne, il n'a pas vu d'autre malade atteint de la même infection.

De tous ces rapports il résulte très nettement que le nourrisson de Billom, loin d'apporter le mal à Peyreret, fut une des victimes de la maladie qui y régnait long-temps avant son arrivée. La contagion eut lieu ici de la nourrice à l'enfant et non, comme dans l'épidémie de Buron, en 1799 (1), de l'enfant à la nourrice.

Le 5 juin 1788, M. de Chazerat adressait les différents rapports à la Société Royale de Médecine et le même jour, dix-neuf des personnes en traitement à l'Hôtel-Dieu quittaient cet hôpital complètement guéries. — Leur traitement et leurs frais de séjour à Clermont avaient coûté : huit cents livres au Roi, trois cents à l'Evêque et cent à Monsieur Le Roy de Roullay.

Attestation de Médecins
pour l'Abbé d'Aurillac

12 juillet 1303 (2)

Universis presentes litteras inspecturis Stephanus de Nigro Stano, baylivus Montanarum Arverniæ pro serenissimo principe domo rege Francorum, salutem et pacem. Requisiti per reverendum in Christo patrem dominum Dragonetum, Dei gratia abbatem Aureliacensem, in lecto egritudinis in nostra presencia constitutum, ut super ejus status invalitudine deberemus nostris patentibus litteris veritatis testimonium prehibere, hoc in verbo veritatis asserimus et facimus omnibus manifestum eumdem dominum abbatem fore gravi

---

(1) Cf. Page 54.
(2) Arch. Nat., J., 481, n° 104¹.

infirmitate, videlicet fractione sue tibie dextre, detentum, de qua fractione, nobis per inspectionem et frequentem palpationem ipsius licet evidenter constaret, ad majorem cautelam magistros Petrum Serpolli et Raimundum Javeni, phisicos, et Petrum Rotberti, syrurgicum, fecimus ad nostram presenciam evocari, qui nobis asseruerunt proprio juramento eumdem dominum abbatem detineri infirmitate predicta, racione cujus infirmitatis non potuit a lecto surgere, tractus unius mensis at amplius et elapsus, nec poterit, prout conjicitur, per spacium mensis alterias absque adjutorio vehementi. Datum apud Castrum de Belveser, die Veneris post Translacionem beati Benedicti. Anno ab Incarnatione Domini millesimo trecentesimo tercio, cum appositione sigilli bajuli nostre in testimonium veritatis.

Sceau en cire jaune sur queue en parchemin (1).

(1) Probablement le sceau rapporté par Douhet d'Arcq, n° 8505 : « *Dans une niche gothique et sur un champ ouvragé, l'abbé debout, vu de face, tenant sa crosse et un livre. Au-dessus, la Vierge à mi-corps.*

S'FRIS DRAGONETI.... ABb's
AURELIACEN...

[*Sigillum fratris Dragoneti, Dei gratia abbatis Aureliacensis*].

Contre Sceau

Une petite figure de saint dans un encadrement festonné.

✝ SES Geraldus comes
(Sanctus Geraldus comes.)

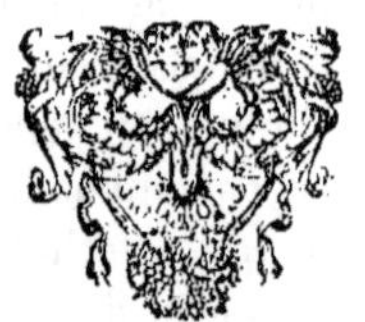

Les chirurgiens de Riom
au XVIIIe siècle.

Statuts et Règlements *dressés par le Collège des médecins et la Communauté des chirurgiens de la ville de Riom, en exécution de l'Edit du mois de février 1692. Tant pour l'exercice de la charge de conseiller médecin ordinaire du Roi, acquise par lesdits médecins et Collège, que pour celle de deux chirurgiens jurés royaux, unis à la communauté des chirurgiens de ladite ville et qui doivent être observées tant en la réception des aspirants qui veulent être reçus Maîtres chirurgiens dans la dite ville que pour ceux qui veulent exercer la chirurgie à la campagne dans l'étendue du ressort de la sénéchaussée d'Auvergne et siège présidial de Riom* (1).

(1) Manuscrit in-folio en notre possession, qui nous a été offert par M. Paul Le Blanc, l'obligeant érudit brivadois. — Les statuts de la communauté des chirurgiens de Clermont furent homologués au greffe du lieutenant-général de la généralité d'Auvergne le 13 juillet 1694, ceux de la communauté de Montferrand le 1er janvier 1699. (Cf. Elie Jaloustre : *les Anciennes écoles de l'Auvergne. In* Mémoires de l'Académie de Clermont-Ferrand, 1881, pp. 422 et suivantes.)

Art. premier.

Les charges de chirurgiens jurés, prevost et baisle de la Frérie de Saint-Cosme seront exercées par des maîtres chirurgiens pendant deux années privativement à tous autres maîtres, ainsi qu'il est porté par l'Edit de sa Majesté, art. 2, lesquels seront nommés par la Compagnie le 28 septembre, lendemain de Saint-Cosme, à commencer par le plus ancien et ensuite par l'ordre du tableau, et qui ne pourront être continuées plus de deux années : l'ancien exercera la charge de juré, le second celle de greffier, et la seconde année celui qui aura été juré sera greffier.

Art. 2.

Les deux jurés, prevost et baisle, étant nommés prêteront le serment à la chambre de Saint-Cosme en présence des médecins et des deux anciens jurés, lequel sera enregistré par le greffier dans le registre de la communauté qui sert à insérer les serments, réceptions des aspirants et autres actes concernant le collège des médecins et communauté des chirurgiens ; outre ce, il sera fait un autre registre pour mettre les rapports tant de la ville que de la campagne, lesquels deux registres seront paraphés et cotés par le médecin en charge et les deux jurés, lesquels jurés avant que de pouvoir faire aucune fonction seront tenus prêter serment en la chambre du Conseil de la Sénéchaussée d'Auvergne et siège présidial de Riom.

Art. 3.

Les dits jurés rendront compte de l'exercice de leurs charges et des deniers qu'ils auront reçus pour la communauté un mois après la fin de leur charge ; savoir des deniers de la communauté en présence du médecin en charge et aux jurés des deniers provenus des rapports. Les baisles rendront leur compte aux anciens et nouveaux baisles, lesquels se chargeront de l'argent, papiers et ornements de la frérie de Saint-Cosme et en déchargeront les anciens au bas de l'inventaire qui sera fait de ce qui appartient à la frérie, lesquels comptes seront rapportés pour être arrêtés par la communauté, qui en donnera quittances aux comptables, et chargera ceux qui viendront après de ce qui aura resté dans la bourse commune que dans la frérie.

Art. 4.

Les affaires de la communauté seront poursuivies au nom du prévost qui ne pourra en entreprendre sans l'aveu de la compagnie.

Art. 5.

Les maîtres chirurgiens ne pourront associer aucun garçon avec eux, mais ils pourront céder leurs privilèges à un garçon chirurgien qui sera tenu de justifier de son bail d'apprentissage, certificat de service de deux années chez les Maîtres ou dans les hôpitaux des armées du Roi, en présence du médecin en charge et aux deux jurés, pour être visé par eux et prestera serment comme dessus ; avant que d'exercer les maîtres qui auront cédé leurs privilèges ne pourront plus tenir boutique ouverte pendant tout le temps qu'ils auront cédé lesdits privilèges. Mais ils auront droit d'assister aux consultations où ils seront appelés et pourront exercer les charges de la communauté à leur tour.

Art. 6.

Aucun maître chirurgien ne pourra avoir plus d'un apprenti à la fois, à moins que le premier n'ait fait une première année d'apprentissage, et il sera tenu de donner à la frérie de Saint-Cosme 3 livres que le Maître aura soin de lui faire donner ; comme aussi aucun maître chirurgien ne pourra reçevoir aucun garçon chirurgien sortant de chez son confrère, à moins qu'il n'ait resté trois mois absent hors de la ville.

Art. 7.

Les veuves des maîtres chirurgiens à l'avenir pourront tenir boutiques ouvertes ou céder leurs privilèges à un garçon chirurgien, aux conditions portées par l'art. 5.

Art. 8.

L'aspirant qui voudra être admis à la maîtrise pour la ville et campagne visitera les médecins en charges et chirurgiens avec son conducteur, et présentera sa requête aux jurés, ou à leur défaut au prévost ou à l'ancien maître, et paiera pour la présentation de la requête 4 l.; à laquelle requête il attachera son bail d'apprentissage, son acte baptistaire, des certificats des maîtres chez qui il a servi de quatre années ou des certificats de service dans les hôpitaux d'armées ou d'autres, et celui qui aura reçu la requête convoquera l'assemblée par billets, le médecin en charge y sera présent et occupera la première place et consécutivement le greffier, le prévost, les deux baisles, et les autres maîtres se placeront par ordre de réception et on y examinera les pièces que l'aspirant aura attachées à la requête et s'il est de bonnes vie et mœurs et de la qualité qu'il faut pour être reçu maître et s'il est admis à ses examens, on lui captera jour lequel sera marqué sur le registre après qu'il aura consigné la somme de 150 livres suivant l'Edit du Roi, entre les mains du greffier qui lui en donnera quittance et si c'est pour la compagnie il consignera suivant l'Edit du Roi la somme de 75 livres.

Art. 9.

L'aspirant qui voudra être reçu maître chirurgien

dans la ville de Riom, subira cinq examens et un chef-
d'œuvre, savoir le premier sur la généralité de la chirurgie; il sera interrogé en présence du médecin en
charge par les deux jurés et aux maîtres qui assisteront
à l'assemblée excepté le maître chirurgien qui aura été
choisi pour son conducteur de l'agrément de la compagnie, tous auront voix opinatives ou délibératives, et
si l'aspirant est jugé capable, on l'admettra à son
second examen, les jour et heure marqués sur le registre.

Art. 10.

La matière du second examen sera prise de quelque
traité particulier de la chirurgie, comme tumeurs après
plaies, et on l'interrogera sur les manières de les guérir
et les remèdes qui y conviennent et dans le second
examen il ne sera interrogé que par les jurés, prévost
et deux anciens maîtres.

Art. 11.

Dans le troisième examen, il sera interrogé sur
l'anatomie, ostéologie, fracture et dislocations et il sera
procédé comme il est marqué dans les articles précédents.

Art. 12.

Dans le quatrième examen, il sera interrogé sur les
opérations de chirurgie en général et en particulier,
et il sera procédé comme il est marqué par les articles
précédents.

Art. 13.

Le cinquième examen, dit de rigueur, l'aspirant sera
interrogé par les jurés et les maîtres sur toute la chirurgie tant en général qu'en particulier, et si la compagnie est contente de l'aspirant on lui captera jour
et heure pour son chef-d'œuvre.

Art. 14.

Dans le chef-d'œuvre, l'aspirant era quelques opérations de chirurgie ou l'anatomie de quelques parties
du corps humain, sans être interrogé, à moins qu'il ne
manque ou qu'il n'oublie quelque chose, et il y sera
procédé comme il est marqué par les articles précédents.

Art. 15.

Dans les assemblées, pour l'interrogation des aspirants, le conducteur sera obligé de répondre pour lui, à
défaut par lui de savoir répondre, et le conducteur et
l'aspirant seront obligés de se retirer en particulier
pour laisser recueillir les voix à la compagnie.

Art. 16.

A chaque examen l'aspirant donnera au médecin en
charge 3 livres; à chaque juré, prévost et deux des anciens
maîtres 40 livres et à chaque autre maître 20 livres et à la
fin de son chef-d'œuvre 3 livres à la frérie de Saint-Cosme et 3 livres au clerc de la chambre de Saint-Cosme.

Art. 17.

Un seul fils de maître sera exempt à l'avenir de consigner aucune somme, comme aussi un seul gendre de
maître, s'il n'a point de fils, et ne subiront que deux
examens et le chef-d'œuvre savoir le premier comme il
est porté par l'art. 9 et le second examen de rigueur
comme il est porté par l'art. 13 et son chef-d'œuvre
comme il est porté par l'art. 14 et ne paieront pour
tous droits que les assistances du médecin en charge et
des chirurgiens: 3 livres à la frérie de Saint-Cosme et
3 livres au clerc de la chambre de Saint-Cosme.

Art. 18.

Le médecin en charge et les maîtres chirurgiens

seront obligés aux examens qui se feront pour la maîtrise de la ville et campagne, à peine d'être privé de
leur droit, à moins qu'il ne soit malade, et ne y
pourront entrer dans la chambre de Saint-Cosme pour
opiner aucune assemblée demi-heure après l'heure
captée.

Art. 19.

L'aspirant qui voudra être reçu pour la campagne ne
subira que deux examens : un sur la théorie en général et en particulier et l'autre sur la pratique et paiera
les droits comme il est porté par l'art. 8 et par l'art. 16.

Art. 20.

Les sages-femmes qui voudront être reçues, soit pour
la ville ou pour la campagne, présenteront leur requête
au juré, et y attacheront leur acte baptistaire, leur
bail d'apprentissage et subiront deux examens par les
deux jurés, en présence du médecin en charge, et donneront pour la bourse commune la somme de 20 livres
et celle de la campagne la somme de 10 livres et paieront les droits comme il est porté par l'article 16.

Art. 21.

Quand les dits aspirants, tant de la ville que de la
campagne et les sages-femmes auront été jugés capables d'exercer leur art et fonctions, il leur sera expédié par le greffier des lettres de maîtrise en forme, lesquels chacun d'eux seront tenus de représenter à
Messieurs les Officiers du siège et prester serment en la
chambre du conseil avant que de s'immiscer à leurs
fonctions.

Art. 22.

Les Perruquiers-Etuvistes prêteront serment en la
chambre du conseil de Saint-Cosme et payeront à la
bourse commune la somme de 20 livres et ceux de la

campagne paieront 10 livres, comme il est porté par ledit Edit.

Art. 23.

On fera une anatomie chaque année dans la chambre de Saint-Cosme, à porte ouverte, où le médecin en charge fera le discours et le chirurgien en charge fera la démonstration, et on ne pourra l'entreprendre que depuis le premier octobre jusques au premier avril. Pour cela il sera payé de la bourse commune 50 livres au médecin en charge et 50 livres au chirurgien et si on ne peut pas faire d'anatomie dans le temps marqué on fera un cours de ostéologie.

Art. 24.

Ne pourront aucunes personnes de quelqu'état et qualité qu'elles soient, exercer et pratiquer l'art de chirurgie, faire aucune opération d'icelle, penser les malades, n'y administrer aucuns remèdes servant à la chirurgie, même dans les maladies secrètes, sans avoir été examiné par les médecins et chirurgiens jurés et pris lettres de chirurgiens conformément à l'art. premier dudit Edit du mois de février 1692.

Art. 25.

Et pour les articles non exprimés dans ces statuts on se régira conformément au susdit Edit du Roi. Fait délibéré et arrêté en la chambre de Saint-Cosme le dixième janvier mil sept cent seize.

Bourlin.

Bourlin. Chevogeon. Gravière.

J. Faure. Peschaut.

Massonnet.

Paraphés ont été les statuts ci-dessus par nous Guillaume Valeix, conseiller du Roi en la sénéchaussée d'Auvergne et siège présidial de Riom, commissaire.

Suivant l'ordonnance de la chambre de ce jourd'hui, douze mars mil sept cent seize.

Valeix.

Les dits statuts ont été enregistrés dans le dépost du greffe de la sénéchaussée d'Auvergne et siège présidial de Riom, conformément à l'ordonnance rendue en la chambre du conseil, au rapport de M. Valeix, le douze mars mil sept cent seize. Fait le neuf juin mil sept cent seize.

Borda.

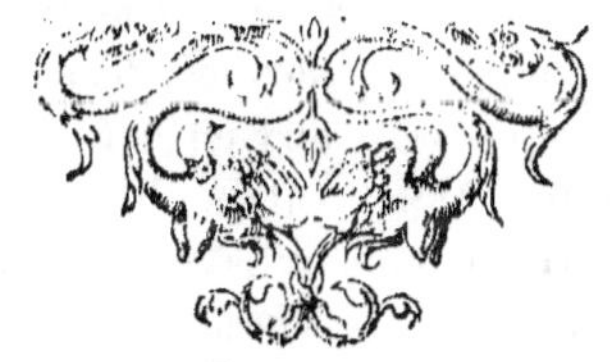

Les Chirurgiens de Riom au XVIIe siècle.

Si la communauté des chirurgiens de Riom ne fit enregistrer ses statuts que le 12 mars 1716, alors que celle de Clermont avait déposé les siens le 13 juillet 1694 (1), il serait téméraire d'accorder le bénéfice de l'ancienneté aux chirurgiens de Clermont, car, par le registre que nous donnons ci-après in-extenso, il apparait clairement que les chirurgiens riomois s'étaient constitués en confrérie et avaient élaboré des statuts au lendemain de l'édit royal de 1692.

Le 19 août 1694, les bailes de la communauté des chirurgiens de Riom : MM^{rs} Jacques Pelabout et Jean Fabre, chirurgiens-jurés royaux en fonction, réunissaient leurs collègues MM^{rs} Antoine Bletterie, Claude Boughon, Gilbert Granier, Jean Savron et Jean Faure, à l'effet de leur choisir des successeurs, et les huit chirurgiens consignaient le résultat de cette délibération sur un registre, que nous devons à l'obligeance de M. Paul Le Blanc, l'érudit Brivadois, et où l'on peut suivre jour par jour, jusqu'au 10 août 1695, la vie quotidienne de la corporation.

(1) Elie Jaloustre : Les Anciennes Ecoles de l'Auvergne. In Mémoires de l'Académie de Clermont, 1881. — Dans cette excellente étude M. Jaloustre nous apprend que les chirurgiens de Montferrand déposèrent et firent également enregistrer leurs statuts le 1er janvier 1699 ; mais les jours de leur communauté étaient comptés et elle fut réunie à celle de Clermont en 1731 (*pp. 422 et 428*).

I

Registre de la Corporation des Chirurgiens de Riom (1).

Août 1693 à août 1695.

Ce jourd'huy dix-neufvième aoust mil six cents quatre vingt treise, à la réquisition et diligence de M^{res} Jacques Pelabout et Jean Fabre, maistres chirurgiens, et baisles de la communauté de leur corps, se sont assemblés les maistres chirurgiens de cette ville de Riom, qui sont : maistres Antoine Bletterie, Claude Boughon, Gilbert Granier, Jean Savron, et Jean Faure aussy M^{res} chirurgiens de cette ville de Riom, auxquels lesd. sieurs baisles ont exposé qu'ayant acquis les offices de deux maistres chirurgiens-jurés royaux, créés par Sa Majesté, par son édit du mois de février 1692, incorporés dans le corps des maîtres chirurgiens, suivant la quittance et finance que contient leurs lettres de provisions, de la somme de seize cents livres, en datte du 15 juin 1693, signées par Bertier, et controllées par Soulejean, le 30 dud. mois de juin, et la quittance des deux sols pour livres du 20e juillet dernier, signée : Chaplet ; il est nécessaire de nommer deux de la compagnie pour exercer lad. charge desd. deux maîtres chirurgiens-jurés royaux, pendant une année, suivant et conformement aud. édit, et à lad. quittance de finance, en faire la fonction et jouir des privilèges y attribués et sur ce la matière mise en délibération, lesd. maîtres chirurgiens ont nommé lesd. maîtres Jean Savron et Jean Fabre, maîtres chirurgiens-jurés royaux, statuent led. sieur Savron pour premier, et led. sieur Fabre pour second, qui ont reconnu avoir en leurs mains lesd. lettres de provisions, et quittance de finan-

---

(1) Arch. P.-de-D. *Communautés de chirurgiens*. Registre in-folio sur papier, offert par nous aux Archives.

ces cy-dessus dattées, pour exercer lad. charge et faire
la fonction desd. maitres chirurgiens-jurés royaux
pendant une année prochaine, le tout à la charge de
rendre compte par lesd. sieurs Savron et Fabre auxd.
maitres, des sommes qu'ils recevront en fin de lad.
année, et de tenir registre du reçû à leur affirmation.
Fait clos dans une des Chambres de Réverends Pères
Cordeliers, de cette ville de Riom où lesd. maitres
chirurgiens ont accoutumé tenir leur assemblée led.
jour et an susd., et ont signés, avec Romeuf notaire,
et sécrétaire de lad. communauté, et ont signés :

Pellabout.   *Granier.*

Bletterie.   *Bouyhon-Lacroix.*   *J. Faure.*

Sarron, juré.   *Fabre.*

greffier.

Rapport i. — Nous soubᵐᵉˢ Jean Fabre, mᵉ. chirurgien-juré de cette ville de Riom, desclare que le
unziesme décembre, entour les cinq heures du soir,
avoir esté appellés dans la maison du Sʳ. Benoist Sablon, marchand orfèvre de cette ville, où estant, nous
aurions trouvé dans le lict le fils dud. Sʳ. Sablon, âagé
de cinq ans, qui avoit le visage couvert de sang et après
l'avoir duement visité, avons descouvert une playe qui
sépare l'aille de la narine gauche en la partie supérieure, pour la réunion de laquelle, avons estés obligés
de faire deux points d'aiguille; une autre playe de
figure droitte, située au milieu de la narine gauche,
finissant au bas de la lèvre, à laquelle on a pareillement
fait un point d'aiguille, et après avoir pansé lesd.
playes; voyant qu'en la bouche dud. enfant il sortoit
toujours du sang, ce qui nous auroit obligé d'en chercher la cause, nous aurions trouvé une dent incisive de
la maschoire inférieure abattue, qui ne tenoit qu'à la
chair des gencives, le tout avec fiebvre. Le présent
rapport fait en vertu d'ordᶜᵉ. de Messire Antoine Chabre,

écuyer, seigneur de Chazelles, con^{er}. du roy, lieutenant général criminel en la sénéchaussée et siège présidial d'Auvergne, dattée du six^{eme} 7bre, à nous signiffiée par Simonnet, huissier le 27eme du mesme mois; lesquelles playes semblent estre faittes par coups de pierre, ou autre semblable instrument tranchant, faisant le mesme effet. Est ce que nous affirmons estre véritable en loyauté et conscience. En foy de quoy nous avons signé le premier octobre 1693.

Fabre, juré.

Rapport 2. — Nous Annet Chevoghon, con^{er}, médecin ordinaire du Roy, et Jean Sarron, m^{re} chirurgien-juré royal de la ville de Riom, desclarons avoir esté visité le nommé Antoine Bonnet, fils à Pierre Bonnet, laboureur, habitant de cette ville de Riom, en vertu d'ord^{ces} de Mons. Chabre, seigneur de Chazelles, lieutenant général en la sénéchaussée et siège présidial d'Auvergne, datée du dix^{me} décembre, à nous signiffiée par Dupré, huissier, le mesme jour, et luy avons trouvé une playe de la grandeur d'un...... pénétrante jusques au péricrane, située en la partie antérieure moyenne et dextre du Coronal, accompaigné d'une grande contusion, avec lividité de toutte la partie, plus une autre contusion, avec échimose à la partie supérieure de l'omoplate gauche, laquelle playe et contusion nous jugeons estre faittes par coups de bastons ou autres instruments froissants et contondans, est ce que nous affirmons estre véritiable, en loyauté de conscience. En foy de ce nous avons signé le p^{nt} rapport ce 11e décembre 1693.

Chevoghon. — Sarron.

Rapport 3. — Aujourd'huy second jour de Janvier 1694, nous soub^{nés}, con^{er} médecin ord^{re} du Roy, chirurgien-juré royal de la ville de Riom et Claude Boughon, chirurgien de la dite ville, en vertu d'ord^{ce} de Monsieur Mre Claude Desplats, con^{er} du roy en la sénéchaussée et siège présidial d'Auvergne, commissaire de cette partie, à nous signifiée par Audebert, huissier, nous sommes transportés en la maison de M** Claude Boughon-La Croix, chirurgien de cette ville, où nous avons trouvé un cadavre sur une paillasse de lit, qui nous a paru âgé de vingt-un à vingt-deux ans, lequel l'ayant visité; l'avons trouvé blessé à la partie latérale interne de l'avant-bras droit à quatre doigts au-dessus du coude, lequel coup pénétrait et montait dans le bras, où il avait entièrement fracturé et brisé l'os humérus. A un pouce au-dessus de auquel endroit, partie postérieur, nous avons trouvé une playe que les sieurs Savy et Boughon nous ont dit estre une pression par eux faite pour retirer une balle engagée d'épaisseur de la graisse et la peau. Nous avons trouvé tout le bras, l'avant-bras et la main fort gros, dur et livide, la lividité se communiquant même au-dessous de l'aiselle, sur le haut et le devant de la poitrine vers la clavicule, et l'acromion, ou derrière l'article du bras avec l'épaule, auxquelles parties nous avons trouvé plusieurs scariffications, et ayant ouvert tout le trajet du coupt au delà, nous avons trouvé toutes les chairs gangrenées ; nous avons aussi visité tout le reste du corps, auquel nous n'avons trouvé n'y playe, n'y contusion, ce qui nous a déterminés à juger que le coup fait par arme à feu ayant fracturé et brisé l'os, et causé ensuite la gangrène, a été la cause de la mort, la mauvaise qualité des parties gangrenées s'étant introduite par la circulation dans toute la masse du sang. Fait led. jour et an et ont signé : *Bourlin, Savy, Sarron et Boughon.*

Rapport 4. — Nous Annet Chevoghon, con** médecin ordinaire du Roy et Jean Fabre, chirurgien-juré, attestons nous être transportés dans la maison du sieur Languille, marchand espicier de cette ville de Riom, en vertu d'ord** de Monsieur le lieutenant général

criminel, du dernier mars 1694, pour voir et visiter la
femme du s' Languille, laquelle nous avons trouvée
dans son lit et nous étant informés de quoi elle se plaignait, et sy elle avait reçu quelques coups, nous a montré une contusion et eschimose sous l'œil droit et sur le
zigoma, occupant quasy toute la partie, nous a dit
avoir des douleurs de reins et être enceinte de deux
mois, ce que nous ne pouvons juger ni savoir, l'avons
aussi trouvée frébicitante, ne pouvant juger sy cette
fièbre aurait quelque suite, ou non, ce que nous decla-
rons estre véritable. En foi de quoi nous avons signé le
présent rapport le premier avril 1694 : *Chevoghon,
Fabre.*

Rapport 5. — Nous Annet Chevoghon, con^{er}
médecin ordinaire du Roy et Jean Sarron, chirurgien-
juré de cette ville de Riom, attestons avoir vu Anne
Germain, âgée d'entour soixante dix ans, incommodée
dès longues années, mêmes estropiée au moyen d'une
douleur ischiadique dans l'une et l'autre des deux
cavités de l'os ischion, par une fluxion ordinaire qui
fait la troisième différence de la goutte, qu'on appelle
vulgairement sciatique, lui donnant ordinairement des
douleurs considérables et bien souvent lui ostant la
liberté de marcher, et parce que c'est une maladie qui
ne reçoit aucune guérison et quelle est absolument
estropiée, l'avons jugée incapable de pouvoir faire
aucun travail pour gagner sa vie et que nous déclarons
pour satisfaire à l'ord^{ce} de monsieur le lieutenant général, du 6 mars 1694. Fait le 24° mars 1694, et ont
signés : *Chevoghon, Sarron.*

Rapport 6. — Nous Annet Chevoghon, con^{er}, médecin ord^{re} du Roy et Jean Sarron, chirurgien-juré royal
de la ville de Riom, desclarons qu'en vertu d'ord^{ce} de
mons^r Chabre, escuyer, seigneur de Chazelle, lieutenant général criminel de la sénéchaussée et siège pré-

sidial, dactée du 3e du présent, avons signifiée par Mangon, huissier, nous sommes transportés dans la maison du nommé Ruiques, cabaretier dans le faubourg de Labade, où nous avons vu et visité le nommé Pierre Pélissier, âgée de 29 ans, h^{nt} de Maringues, auquel nous avons trouvé une grande contusion avec lividité, qui occupe tout le scrotum, jusqu'à l'anus et même la verge, que nous jugeons avoir esté faitte par coups de pieds ou autres choses semblables. En foi de ce nous avons signé le rapport le 4 apvril 1694 : *Chevoghon, Sarron*.

Rapport 7. — Nous Annet Chevoghon, con^{er} médecin ordinaire du Roy et Jean Sarron, chirurgien-juré, attestons nous estre transportés dans la ville de Maringues, en vertu d'ord^{ce} de monsieur le lieutenant général criminel dactée du 3e du présent, à nous signiffiée par Layat, huissier, pour voir Mlle Dot, que nous trouvâmes levée et habillée et l'ayant informée du sujet de notre voyage luy avons demandé sy elle se plaignait de quelques douleurs, et s'y elle avait reçu quelques coups pour se faire mentionner dans nostre rapport, mais en mesmes temps nous répondit qu'elle avait esté incommodée par le passé et que 14 jours s'estaient escoulés ; mais qu'à présent elle ne se sentait aucun mal, se plaignant d'estre faible et débille. En foi de ce nous avons signé le 4 apvril 1694 : *Chevoghon, Sarron*.

Rapport 8, gratis. — Nous Annet Chevoghon, con^{er}, médecin ord^{re} du Roy, et Jean Sarron, chirurgien, attestons nous être transportés dans les prisons royales de cette ville de Riom, en vertu d'ord^{ce} de monsieur l'assesseur Boyer, seigneur de Saunat, pour voir le nommé Lacombe, âgé d'entour 40 ans, auquel nous avons trouvés un abcès, quatre doigts sous le sein droit, tirant vers l'extremité des fausses costes et pénétrant intérieurement, avec fiebre et comme il s'agit d'être secouru par les rémèdes propres et convenables, d'une nourriture louable, d'estre dans une chambre plus commode et qu'il est privé de toutes ces choses, estant dans l'endroit où il est, avons jugé qu'on ne peut rien conclure de favorable pour sa santé, et qu'il est nécessaire qu'il soit traité et secouru dans un autre endroit. En foy de quoi nous avons signé le 15 apvril 1697 : *Chenoghon, Sarron (gratis).*

Requeste Pierre de Longuers

A Monsieur,

Monsieur le sénéchal d'Auvergne ou au premier lieutenant,

Supplie humblement, Pierre de Longuers, natif du bourg d'Espinasse, pays d'Auvergne, et de ce ressort et vous remontre qu'ayant fait aprentissage de chirurgien, barbier, soabs deffunct Michel Nolier, M[e] chirurgien aud. Espinasse et a pratiqué l'art de chirurgie pendant le temps de douze ans dans les meilleures villes du royaume, villes de Paris, Lyon, Toulouze, Orléans, Bordeaux et autres dudit royaume, ainsy qu'il est notoire à messieurs les con[rs] médecins et chirurgiens, jurés royaux de cette ville de Riom, et jouir des priviléges à eux accordés, à ces causes, il vous plaise de le recevoir à la maistrise, sous offre qu'il fait de subir les examens et faire les actes accoutumés pour parvenir à lad. maistrise et ferez bien. Signé : *de Longuers.*

Soit communiqué au Procureur du Roy et au médecin con[er] et chirurgiens-jurés royaux de cette ville. Fait le 1er septembre 1693. Signé : *de Combes.*

Vue la dite requeste, ord[ce] de communiquation, je requis pour le Roy qu'à la réquisition du chirurgien juré de cette ville, les maistres chirugiens seront assignés à certain jour pour procéder aux examens du supliant, au lieu accoutumé et yceux rapports à Nous communiqués ; estre fait telle déclaration qu'il appartiendra. Fait le 1 septembre 1693. Signé : *Rochette.*

Led. M⁰ Jean Sarron, premier chirurgien-juré de cette ville, à qui la susd. resqueste a été communiquée, a dit qu'après qu'il lui sera aparu du bail d'aprentissage du supliant, de la bonne vie et mœurs et religion catholique, apostolique et romaine, il satisfera à l'ord⁰ᵉ dud. sieur lieutenant général. Signé : *Sarron*, juré.

Information de vie et mœurs, constatation de religion catholique, apostolique et romaine faite par nous Michel-Gabriel de Combes, escuyer, seigneur du Puy-St-Bonnet, con⁰ʳ du roy lieutenant général en la sénéchaussée d'Auvergne et siège présidial de cette ville de Riom ; à la requeste de Pierre de Longuers, chirurgien, résidant en cette ville, en exécution de nostre ord⁰ᵉ du 1⁰ du présent, rendue sur requeste à nous présentée par ledit de Languers, à laquelle information a esté par nous procédé, comme s'ensuit ; advis d'Amable Frenaye pris pour greffier et de luy pris et reçu le serment au cas requis :

M⁰ Antoine Audebert, pbⁿ⁰ chanoine semy prebandié en l'église et chapitre Sᵗ Amable, agé d'entour cinquante-cinq ans, temoing produit et assigné à la requête dud. de Languers par exploit de ce jourd'hui, signé : Sergent, controllé au bureau de cette ville par Bertin le mesme jour, lequel de luy pris et reçu serment au cas requis, a dit n'estre parent, serviteur n'y domestique dud. de Longuers et après lui avons fait lecture, par notre greffier, de nostre susd. ord, dépose bien cognaistre led. de Longuers, l'avoir vu bien souvent entrer dans l'église, ouir la Sᵗᵉ messe, hanter les sacrements et se comporter en bon chretien, qui est tout ce qu'il a dit savoir et lecture à lui faite de sa déposition a déclaré n'y vouloir augmenter n'y diminuer, en a voulu taxe et a signé avec nous et notre greffier : Audebert.

Mʳᵉ Priest Azan, nʳᵉ royal de cette ville de Riom, âgé d'entour trente-cinq ans, témoing produit et assigné à la requête dudit de Longuers, par exploit cy dessus daté, controllé, dont coppie nous a esté par lui exibée, et de luy pris et reçu le serment au cas requis a dit n'estre parent, allié, serviteur, n'y domestique dud. de Longuers, et après lui avoir esté fait lecture, par notre sud, ordᶜᵉ. dépose bien cognaistre led. de Louguers, l'avoir vu souvent entrer dans l'église, ouir la Sᵗᵉ messe et fréquenter les sacrements, comme un véritable chrétien doit faire, qui est tout ce qu'il a dit savoir et lecture à luy faitte de sa desposition, a persisté et déclaré n'y vouloir augmenter n'y diminuer n'a voulu taxe et a signé avec nous et notre greffier : Azan.

Mʳᵉ Antoine Dufour, praticien, résidant en cette ville de Riom, âgé d'entour trente-sept ans, autre temoing assigné produit à la requête et par exploit dont coppie nous a estée par lui exibée et de luy pris et reçu le serment au cas requis, a dit n'estre parent, allié, serviteur ny domestique dud. de Longuers, après lui avoir esté fait lecture par notre greffier de nostre susd. ordᶜᵉ ; dépose bien cognaistre led. de Longuers, l'avoir bien souvent vu entrer dans les églises, ouir la Sᵗᵉ messe et fréquenter les sacrements comme un bon chrétien doit faire ; tout ce qu'il a dit savoir et lecture à luy faiste de sa desposition a protesté et déclaré n'y vouloir augmenter n'y diminuer, n'a voulu taxe et a signé avec nous et notre greffier : Dufour.

Examinés ont estés lesd. temoing par nous comʳᵉ susd. adcisté dud. Frenaye, pris pour greffier, le vingt-trois septembre seize cent nonante trois : *de Conches, Frenaye.*

Nous soub[nés] estant assemblés pour l'attestation de Pierre de Longuers, aspirant à l'art de chirurgie et souhaitant acquérir la maistrise, a esté interrogé en presence de Mr Annet Chevoghon, con[er] médecin ordr[e] du roy, par les sieurs Sarron et Fabre, jurés et d'Antoine Bletterie, Jacques Pellaboust et Claude Boughon, Jean Faure et Gilbert Granier, son parrain, lesquels après avoir interrogé et ayant conféré ensemble ; led. de Longuers s'étant retiré, ont demeuré d'accord, qu'il avait suffisamment satisfait, et ont pris jour dans la semaine de quasimodo pour son premier examen touchant l'ostéologie. Fait le dernier mars seize cent nonante quatre.

Boughon, Pellabout, Sarron, juré, *Bletterie, Granier, Faure.*

Rapport 9.— Nous Annet Chevoghon, con[er], médecin ord[re] du Roy, et Jean Sarron m[ro] chirurgien-juré de cette ville de Riom, attestons avoir vu et visité le nommé Antoine Camet, garçon forbisseur, habitant de cette dite ville, âgé de dix-neuf ans, en vertu d'ord[ce] de Mr François de Panay, escuyer, seigneur du Defant, con[er] du roy, prévost général d'Auvergne, La Marche, Combraille, et généralité de Languedoc, à nous signiffié par Chabot, huissier, auquel nous avons trouvé deux cicatrices fort récentes, l'une située à la partie supérieure et antérieure du pariétal droit, de longueur de deux travers doigts, l'autre à la partie moyenne et inférieure de l'occipital, se plaignant d'avoir reçu plusieurs autres coups en diverses parties de son corps, qui ne nous ont point paru, lesquelles cicatrices nous avons jugé estre faitte par instruments tranchants, contondants. En foy de quoy nous avons signé le présent rapport le dix-neuf[me] apvril seize cent nonante quatre :
Chevoghon, Sarron, juré.

Aujourd'hui 21 apvril, nous soubs estant assemblés pour entendre Pierre de Longuers en son premier exa-

men sur le général et particularités de l'ostéologie et
estre interrogé par Mr Annet Chevoghon, conᵉʳ médecin ordʳᵉ du Roy, par les sieurs Sarron, Fabre, jurés,
Antoine Bletterie, Jacques Pellabout, Claude Boughou
et Jean Faure et Gilbert Granier, son conducteur, led.
de Longuers s'étant retiré, ont demeuré d'accord qu'il
avait satisfait à toutes leurs demandes et luy ont donné
pour second examen le général et particulier des tumeurs.   *Chevoghon; Boughon; Sarron,* juré; *Bletterie; Pellabout; Faure; Granier,*
conducteur.

Requête d'Amable Roy. — A Messieurs les Chirurgiens-jurés royaux de cette ville de Riom et ressort.

Supplie humblement Amable Roy, natif de Riom, fils
à feu Pierre, vivant maître-chirurgien de la dite ville,
disant qu'ayant fait apprentissage sous sond. père, et
pratiqué l'art de chirurgie, l'espace de douze années dans
plusieurs villes considérables comme Paris, Lyon, Tou-
louse, Bordeaux, Vienne, Orléans et plusieurs autres
villes du Royaume, et qu'ayant travaillé l'espace de
quatre ans dans les hospitaux d'armée, comme en
Allemagne et en Flandres, ainsy qu'il est promis dans
ses certificats.

A ces causes, il désire, Messieurs, estre aggrégé dans
votre corps, et jouir des droits et privilèges à vous
accordés par vos nouveaux statuts, sous l'offre qu'il fait
de subir les examens, faire les actes accoustumés pour
parvenir à la maistrise, de vous payer les droits qui
vous sont deüs, suivant l'ordᶜᵉ et règlement du Roy et
feréz bien. Fait ce dernier mars seize cent nonante quatre. *Roy...*

Led. Jean Sarron, premier chirurgien-juré de cette
ville de Riom, à qui la susd. requeste a esté présentée, a

dit qu'après qu'il luy sera apparu du bail d'apprentissage du suppliant, de sa bonne vie et mœurs et religion catholique, apostolique et romaine, il communiquera à sa communauté : *Sarron*, premier juré.

Aujourd'hui samedi 17 jour du mois d'auvril 1697, par devant nous Michel-Gabriel de Combes, escuyer, seigneur du Puy-St-Bonnet, St-Georges, et autres places, con^or du Roy, lieutenant général de la sénéchaussée d'Auvergne et siège présidial de Riom, a comparu Amable Roy qui nous a dit, que pour être informé de sa vie et mœurs, suivant la réquisition du procureur d. Roy aud. siège, il vous a produit tesmoings cy-ap.ès nommés, qui sont :

Honorable personne, Antoine Sounageon, âg. de 70 à 72 ans, prestre et chanoine en l'église de St-Amable de cette ville de Riom, dit et affirme, con.oistre led. Amable Roy depuis 20 à 25 ans, lequel il .. vu vivre en homme de bien, bonne vie et mœurs, religion catholique, apostolique, et romaine, l'ayant vu plusieurs fois aux églises, ouïr la messe et assister aux offices divins, ne sachant qu'il aye fait jamais aucun cas digne de reproches et a signé sa déposition : *Sounageon*, prestre.

Honorable personne Claude Brujas, advocat au parlement, âgé de..., lequel a dit et affirmé connoistre Amable Roy depuy 20 à 25 ans lequel il a vu vivre, en homme de biens, de bonne vie et mœurs, religion, catholique, apostolique et romaine, l'ayant vu plusieurs fois ouïr la messe, et assister aux offices divins ne sachant qu'il aye jamais fait aucun cas digne de reproches et a signé sa déposition : *Brujas*.

Honorable personne Michel Romeuf, notaire royal de cette ville de Riom, âgé de 44 ans, a dit et affirmé connoistre Amable Roy depuis 20 à 25 ans, lequel il a vu vivre en homme de bien, de bonne vie et mœurs, religion catholique, apostolique et romaine, l'ayant vu plusieurs fois ouïr la messe et assister aux offices divins, ne sachant qu'il aye jamais fait aucun cas digne de reproches et a signé sa déposition : *Romeuf.*

Honorable personne Antoine Sablou, marchand tailleur de cette ville de Riom, âgé de 48 ans, dit et affirme connoistre Amable Roy depuis 25 ans, lequel il a veu vivre, en homme de bien, de bonne vie et mœurs, religion catholique, apostolique et romaine, l'ayant vu plusieurs fois ouïr la messe et assister aux offices divins, ne sachant qu'il aye jamais fait aucun cas digne de reproche et a signé sa déposition : *Sablon.*

Aujourd'hui cinquième may, nous soussignés estant assemblés pour interroger Amable Roy, en sa tentative, aspirant de l'art de chirurgie, et souhaitant acquérir la mestrise, a esté interrogé en présence de Mre Annet Chevoghon, con^er. médecin ord^re. du Roy, par les sieurs Sarron et Fabre jurés, Jacques Pellabout, Granier, et Claude Boughon, Jean Faure, Antoine Bletterie, son conducteur ; lesquels, après l'avoir interrogé, led. Roy s'estant retiré, ont demeurés d'accord qu'il avait suffisamment satisfait, et ont pris quinze jours pour son premier examen touchant l'ostérologie. Fait le cinq may mil six cent nonante quatre.

Chevoghon, Sarron juré, *Fabre,* juré, *Bletterie, Pellabout, Boughon, Granier, Faure.*

Aujourd'hui 7me may, nous soussignés etant assemblés pour interroger Pierre de Longuers, sur le général et particulier des tumeurs, matière de son troisième examen ; en présence de Mre Chevoghon, con^er médecin ord^re du roy, avons jugé qu'il avait suffisamment satisfait aux questions qui luy ont estées faittes, luy avons donné pour quatrième examen le général et particulier des playes, avec la démonstration de l'appliquation du tréspan pour chef d'œuvre, à fin de ses actes.

Chevoghon. Sarron, juré. *Fabre. Bléterie. Faure Pessabout. Boughon. Granier,* conducteur.

Rapport 9. -- Nous Annet Chevoghon, Con^er méd-
decin ord^re du roy, et Jean Sarron, chirurgien-juré de
cette ville de Riom ; attestons nous estre transportés en
vertu d'ord^ce de M^r le lieutenant général criminel du
10 may 1694, dans la maison de Priest-la-Couls, que
nous avons trouvé au lit et après l'avoir visité luy avons
trouvé une playe sur la main gauche occupant le carpe
et métacarpe, avec dilacération qui oste le mouvement
des trois derniers doigts, ne pouvant jugé s'il en sera
estropié, estant une partie nerveuse et les ligaments
découverts, luy avons aussy trouvé une playe transverse
sur la jambe gauche, partie postericure, de la longueur
de trois travers de doigts, au-dessus de la malléole,
lesquelles playes nous avons jugé estre faites par instruments tranchants, luy avons aussy trouvé de la fie-
vre, que nous attestons contenir vérité ; fait le onzième
may 16e-nonante quatre, *Chevoghon. Sarron*, juré.

Aujourd'hui dixsept^me may, nous soubz^ées estant
assemblés pour interroger Amable Roy, sur le général
et particulier des playes, matière de son second examen,
en présence de Mr Chevoghon, con^er médecin ord^re du
roy, avons jugé qu'il avait suffisamment satisfait aux
questions qui luy ont estées faittes, et luy avons donné
pour troisième et dernier examens, en qualité de fils de
maistre, le général et particulier des thumeurs, et pour
chef d'œuvre, la démonstration des parties de l'œil.

Aujourd'hui vingthuit^me may, nous soubz^ées estant
assemblés pour interroger Pierre de Longuers, en son
dernier examen, sur le général et particulier des playes
avec la démonstration du trépan et de tout ce qui en
dépend, en présence de Mr Chenoghon, con^er médecin
ord^re du roy, avons jugé qu'il avait suffisamment satisfait tant aux propositions qui luy ont estées faittes qu'à
la démonstration de son chef d'œuvre.

Aujourd'hui quatorz^me juin 16e-nonante quatre, nous
soussignés estant ensemblés, pour interroger Amable

Roy, aspirant en son dernier examen, sur le général et particulier des thumeurs, avec la démonstration des parties de l'œil, en présence de Mr Chevoghon, con^{er} médecin ord^{re} du roy, avons jugés qu'il avait suffisamment satisfait, tant aux propositions qui luy ont estées faittes, qu'à la démonstration de son chef d'œuvre.

A Messieurs les chirurgiens jurés royaux
de la Ville de Riom et ressort d'ycelle.

Supplie humblement Jacques Guesle, fils à feu Gilbert, habitant de cette ville de Riom, disant qu'ayant fait apprentissage sous Mr Claude Boughon, maître chirurgien de cette ville et pratiqué l'art de chirurgie l'espasse de douze années dans plusieurs villes considérables, comme Paris, Lyon, Toullouze, Bordeaux, Vienne, Orléans et plusieurs autres villes du royaume. A ces causes, il désire estre agrégé dant votre corps, et jouir des droits, privilèges à vous accordés, sous l'offre qu'il fait de subir les examens, faire les actes accoutumés pour parvenir à la mestrise et de payer les droits deüs, suivant l'ordre et réglemens du roy et ferez bien. Le quatrieme janvier 16e-quatre-vingt quinze. *Guesle.*

Led. Mre Jean Fabre, chirurgien juré de cette ville, à qui la susd. requeste a estée présentée, a dit qu'après qu'il luy sera apparu du bail d'apprentissage dud. suppliant, de la bonne vie et mœurs et religion catholique, apostolique et romaine, il en communiquera à sa compagnie.

Information faite par nous, Gabriel-Michel de Combes, Escuyer s^r. du Puy-St Bonnet, Lygoridès et autres places, Con^{er} du roy, lieutenant-général en la senéchaussée d'Auvergne et siège présidial de Riom, de vie, mœurs, religion catholique, apostolique et romaine de la personne de Jacques Guesle, garçon chirurgien, pour

estre agrégé dans le corps, compagnie des M^rs chirurgiens-jurés de cette ville de Riom, et en exécution des déclarations et arrêts de son conseil et pour satisfaire à
yceux, à laquelle information avons procédé, adcisté de
Mr Estienne, nostre greffier, pris et reçu le serment au
cas requis. Comme s'en suit :

Du..... janvier 1695, Mr Pierre Geraudias, prestre
et diacre en l'église et chapitre de St-Amable, âgé de
vingt-cinq ans, tesmoingt produit et assigné à la
requeste dud. Guesle, par exploit de..., huissier, du.....
présent mois, controllé au bureau de cette ville ie.....
par Bertin ; de luy pris et reçu le serment au cas requis, a dit n'estre parent, alié, serviteur, n'y domestique dud. Guesle, sur les faits cy dessus despose bien
connaistre ledit Guesle, l'avoir veu vivre en honneste
homme et de bon chrétien, l'ayant veu souvent à l'église
ouïr la sainte messe, fréquenter les sacrements. Qui
est tout ce qu'il a dit sçavoir et lecture faitte de sa déposition, a dit contenir vérité et à persister a n'y vouloir
augmenter ni diminuer et a signé : *Géraudias*.

Mre François Mercier, notaire royale de cette ville, âgé
d'entour 48 ans, autre tesmoing produit et assigné à la
requeste dud. Guesle, par le sud. exploit, dont il nous a
exibé coppie, et de luy pris et reçu le serment au cas
requis à dyt n'estre parent, allié, serviteur, n'y domestique dud. Guesle, sur les faits cy-dessus, dépose
bien connaître led. Guesle, pour l'avoir veu faire les
fonctions d'un véritable chrétien, fréquenter les sacrements et se comporter comme un honnête homme doit
faire... Qui est tout ce qu'il a dit savoir et lecture faite
de sa déposition, persister n'y vouloir augmenter n'y
diminuer et a signé : *Mercier*.

Mre Priest Azan, notaire royal de cette ville, âgé
d'entour 37 ans, autre tesmoing produit et assigné à
la resqueste dudit Guesle, de luy pris et reçu le serment au cas requis, a dit n'estre parent, alié, serviteur

n'y domestique dud. Guesle ; sur les faits cy-dessus,
a dit bien connaître led. Guesle pour estre natif de cette
ville de Riom, d'honnête famille, vivre en bon chretien,
l'avoir veu souvent entrer à l'église, ouir la sainte messe,
fréquenter les sacrements et se comporter comme un
bon chrétien doit le faire. Qui est tout ce qu'il a dit
scavoir, lecture à luy faitte de sa déposition a persisté
n'y vouloir augmenter ny diminuer et a signé : *Azan*.

Aujourd'hui 17ᵉ mars 1695, nous soub^nés, estant
assemblés pour interroger Jacques Guesle, en sa tentative, aspirant de chirurgie et souhestant acquérir la
maîtrise, a esté interrogé en présence de Mre Annet
Chevoghon, con^er médecin ord^re du roy, par les Srs Fabre et Sarron, jurés ; Antoine Bleterie, Jacques Pellabout, Gilbert Granier, Claude Boughon et Jean Faure,
son conducteur, lesquels après l'avoir interrogé, led.
Guesle et son conducteur s'estant retirés ; ont demeurés d'accord qu'il avait suffisamment satisfait, et pour
premier, examen lui a esté donné le traitté des thumeurs
tant en général qu'en particulier, qu'il sera obligé de
satisfaire dans un mois.

Aujourd'huy 19ᵉ may 16ᵉ-quatre-vingt-quinze, nous
soub^nés, restant assemblés pour interroger Jacques
Guesle, aspirant en chirurgie, en son premier examen
qui est des thumeurs, a esté interrogé en présence de
Mre Chevoghon, con^er, médecin ord^re du roy, par les
sieurs Fabre, et Sarron, jurés, Antoine Bleterie, Jacques
Pellabout, Gilbert Granier, Jean Faure, son conducteur,
lesquels après l'avoir interrogé ; led. Guesle et son conducteur s'estant retiré, sont demeurés d'accord qu'il avait
suffisamment satisfait, et pour second examen luy a
esté donné le traitté des playes, tant en général qu'en
particulier, qu'il s'est obligé de satisfaire dans six semaines.

Rapport 10. — Nous Annet Chevoghon, cons^er mé-

decin ord^{re} du roy et Jean Sarron, chirurgien-juré de
cette ville de Riom, certifions nous estres transportés
dans les prisons royales de cette ville de Riom, en vertu
d'ord^{re} de Mons. Chabre, lieutenant général criminel
de la sénéchaussée et siège présidial d'Auvergne, en
date du huitième juillet, pour voir et visiter le nommé
Jean Lachenard, que nous avons trouvé dans son lit,
et après l'avoir interrogé et fait sortir hors de son lit,
pour sçavoir ce dont il s'agissait, nous aurait dit qu'il
était extrêmement mal et qu'il ne pouvait s'aider du
bras gauche, ce qui nous aurait donné lieu de considérer cette partie et luy faire faire tous les mouve-
ments nécessaires, ce qu'il n'aurait peu faire, tant à
raison des grandes douleurs qu'il souffre depuis longtemps en ceste partie, à cause d'une dislocation
qu'il nous a dit luy estre arrivée depuis un an,
à l'articulation de l'omoplatte avec l'humerus, qu'à
cause d'une maigreur dans ce bras et quasy une atro-
phie. Nous avons aussy observé de lui une fièvre,
laquelle dans les apparences nous paraît plutôst estre
une fièvre lente et hétique, que toutte autre. En foy
de ce nous avons signé ce huitième juillet 16e-quatre
vingt quatorze. *Chevoghon. Sarron*, juré.

Rapport 11. — Nous Annet Chevoghon, con^{er}. médecin ord^{re} du roy, et Jean Sarron chirurgien-juré de
cette ville de Riom, desclarons qu'en vertu d'ord^r. de
Mr Chabre, escuyer, seigneur de Chazelles, lieutenant
général criminel en la sénéchaussée siège présidial
d'Auvergne, datée du dix-huitième juillet, a nous signifiée le même jour par Layat, huissier, avoir veu et
visité Jeanne Egard, femme de Luis Ailhan, marchand
de cette ville, à laquelle nous avons trouvé une contusion sur le zigoma droit, autre contusion avec echy-
mose à la partie antérieure de la cuisse gauche, quatre
doigts au dessus de la rotulle, lesquelles contusions

nous jugeons estre faittes par soufflets, coups de
poing, coups de pieds, ou autres semblables, se plaignant lad. Egard, de sentir de grandes douleurs dans
l'estomac, pour avoir esté violemment poussée contre
un mur, ce qui ne nous paroît pas. En foy de quoy
nous avons signé, le vingt^{me} juillet 16°-quatre vingt
quatorze. *Chevoghon, Sarron.*

Rapport 12. — Nous Annet Chevoghon, con^{er} médecin ord^r du roy, et Jean Sarron, chirurgien-juré,
attestons nous estre transporté dans le lieu de Combronde ; en vertu d'ord^r de Mons. Croizier, lieutenant
aud. bailliage, du 23 juillet 1694, pour voir et visiter
un cadavre qu'on nomme Héliard Vidal, âgé d'environ
douze ans, que nous avons examiné hors de la maison
de son père. Avant de faire l'ouverture dud. corps
avons considéré : 1° le dit cadavre extérieurement, que
nous avons trouvé extrêmement maigre, avons observé toute la capparcité de l'abdomen, et particulièrement le costé gauche, en quelque façon noir, livide
comme une échimose en toute cette partie et cherchant
une cognaissance plus grande, avons fait l'ouverture
dud. corps et tachant de descouvrir la cause de sa
mort, avons pénétré les parties internes et ayant fait
l'ouverture, avons rencontré l'épiploon que nous avons
trouvé sec, avons observé les cinq téguments quasy
desséchés et comme du parchemin, et voulant passer
plus avant avons trouvé un des intestins que nous appel-
lons le cœcum rouge de la grandeur de quatre doigts
et comme enflamé, et n'ayant trouvé aucun sang res-
pendu dans toutte ces parties, ny aucune partie interne
qui prouve avoir esté incommodées pour quelque cause
externe et avons jugé devoir référer la cause de sa mort
à sa mauvaise habitude, plustot qu'à toutte autre chose.
En foy de quoy nous avons signé le vingt-trois^{me} juillet 16°-quatre-vingt-quatorze. *Chevoghon, Sarron.*

Rapport 13. — Nous Annes Chevoghon, con^{er} médecin ord^{re} du Roy, et Jean Sarron, mre chirurgien-juré de cette ville de Riom, certifions avoir esté appellé dans la maison de s^r Antoine Caille, con^{er} du roy et garde marteaux des eaux et forêts d'Auvergne, bailly de La Tourette, en vertu d'ord^{re} de Mr Chabre, escuyer et seigneur de Chazelles, lieutenant général criminel en la sénéchaussée et siège présidial d'Auvergne, dattée du dixième août, a nous signiffiée le mesme jour par Curabet, pour voir et visiter le s^r Caille et Anne Marie Dubreuil-Pichot, son épouse, auxquels nous avons trouvé, sçavoir : au s^r Caille deux contusions avec échimose, l'une sur la partie extérieure du coude, l'autre à la partie moyenne et extérieure de l'avant bras gauche, lesquelles luy causent de grandes douleurs, à raison de la délicatesse et sensibilité de la partie, et à son espouse sus nommée, avons trouvé deux playes de la grandeur de l'ongle distantes l'une de l'autre d'un demy travers de doigt, situées à la partie antérieure et moyenne du tibia de la jambe gauche, avec grande contusion et échimose, que nous jugeons avoir estées faitt s par coups de bâtons, coups de pierres ou autres instruments froissants, contondants. En foy de quoy nous avons signé ce douz^{me} aoust 16^c-quatre-vingt-quatorze. *Chevoghon, Sarron.*

Rapport 14. — Nous Annet Chevoghon, con^{er} médecin ord^{re} du roy et Jean Sarron, chirurgien-juré de la ville de Riom ; en vertu d'ordonnance de Mr Rochette, conseiller procureur du roy en la sénéchaussée et siège présidial d'Auvergne, du premier septembre, à nous signifiée le mesme jour, attestons nous estre transportés dans les prisons royales de cette ville, pour voir, visiter le s^r Guilhaume Fouvélet, sieur de Villemont, que nous avons trouvé dans son lit et après l'avoir visité, l'avons trouvé fébricitant et avons aussy

observé sur l'œil droit une ophtalmie qui luy oste
quasy la liberté d'ouvrir l'œil, avons aussy observé
une fistule à l'anus complette et pénétrante dans le
boyau d'où sortent les matière fécalles, comme aussy
qu'il est atteint de gravelle, ce qui lui cause souvent
une colique néphrétique, avec des tournements de
teste, que nous avons descouvert et mesme déclaré par
un rapport du trantième may dernier et nous estant
informé, et voulant pénétrer qu'elle estoit la fièvre le
sieur Savy, son médecin ord^ro et Boughon, son chirurgien, cy présents, nous ont dit que le sieur Fau-
velet estoit sujets depuis longtemps à la goutte, dont y
a déjà eü plusieurs attaques, et qu'il gardait le lit
depuis plus de six mois ; mais que pandant 10 ou 12
jours de suite, avec délire et assoupissement laquelle
l'avait mis quasy à l'extrémité, et que cette fièvre
estoit revenue avec la même même violence et les
mesmes accidents pendant trois différentes fois et qu'il
n'y avait que 6 jours qu'elle s'estait changée en une
fièvre double, dont les accès durent 13 ou 14 heures,
avec des douleurs de rumathisme très aygües par toule
le corps, ce qui le met dans un très mauvais estat. En
foy de quoy nous avons signé ce premier septembre
16e-quatre-vingt-quatorze. *Chevoghon, Savy, Sarron,
Boughon.*

Rapport 15. — Nous Annet Chevoghon, con^er médecin ord^re du roy, et Jean Sarron, m^re chirurgien-juré
de cette ville de Riom, desclarons nous estre transportés
dans le lieu de Combrondes et dans la maison de Gabriel Raphanel, hoste dud. lieu, en vertu d'ord^co de
Mre Antoine Sablon, bailly dud. lieu de Combronde,
dattée du 20me du présent, à nous signiffiée le mesmo
jour, par Layat, huissier ; pour voir et visiter le nommé
Gilbert Brun, auquel nous avons trouvé une playe de
a longueur de quatre grands travers de doigts, lors

estans découvert de toutte l'étendue de lad. playe, avec
grande contusion. Lad. playe estant de figure oblique,
scittué sur la partie supérieure et moyenne du pariétal
gauche, laquelle nous jugeons avoir estée faitte par
quelque instrument tranchant contondant, comme coups
de pierres, bâstons ou autres semblables. Lad. visite a
estée faitte en présence de Jean Faure, m^re chirurgien
de cette ville, qui pensoit actuellement led. Brun, est ce
que nous affirmons estre véritable. En foy de ce nous
avons signé ce vingt quatrième Décembre 1695. *Chevoghon, Sarron.*

Rapport 16. — Aujourd'huy cinq decembre 1695,
nous Amable Bourlin, docteur en médecine, et médecin
en partie de l'Hotel-Dieu, Jean Sarron, m^re chirurgien-
juré, et Claude Boughon, chirurgien aud. Hotel-Dieu,
tous habitans de la ville de Riom, nous serions transportés dans la salle de l'Hôtel-Dieu de la dite ville de
Riom pour visiter le cadavre d'Estienne Pouzol, décédé
le jour d'hier, et avant que de procéder à l'ouverture
dud. cadavre nous l'aurions visité et examiné de toutes
les parties de son corps, que nous avons trouvé fort
exténué et deséché et nous aurions trouvé deux cicatrices sur l'hypocondre gauche, scituées sur la partie
latérale dud. hypocondre, entre la 3e et la 4e des faus
ses costes, à conter de bas en haut, que led. s^r Lacroix,
qui a pensé led. Pouzol nous a rapporté estre l'entrée
d'une playe que led. Pouzol avait reçu le... janvier de
quatre vingt douze. L'autre cicatrice scituée à la partie
postérieure dud. hypocondre entre la secoude et la troisième des fausses costes à conter de bas, que ledit
s^r. Lacroix a dit aussi estre une contre ouverture qu'il
avait esté obligé de faire pour donner isseüe au pus et
au sang extravasé et a beaucoup de matières fécales et
de vermine qui ont sorties par lad. controuverture,
pendant un long espace de temps. Desquelles playes

controuverture led. Lacroix, nous a desclaré en avoir fait deux rapports. Nous avons aussy trouvé un abcès fistuleux sur la partie supérieure, antérieure et latérale de la poitrine, du costé gauche, au-dessous de la clavicule, entre la première et la seconde des costes, durant depuis plus de 15 mois; peu de temps avant la consolidation de lad. controuverture; il nous a rapporté estre sorty par lequel abcès fistuleux, des matières fécalles pendant longtemps, ce qui nous a obligé à procéder à l'ouverture dud. cadavre; l'ouverture d'ycellui faitte, nous avons trouvé dans l'hypocondre gauche, au-dessus desd. cicatrices, la ratte adhérante aux costes, par la partie gibeuse, au mesme endroit de la première cicatrice et mesme toutte pourrie, le colon attaché au mésme en droit de la playe par une espèce de ligaments assez gros et qui n'estoit pas naturel, ce qui nous a fait juger que la ratte, et le colon avait esté blessés, et ayant ouvert le boyau, nous aurions trouvé une cicatrice au mesme endroit ou le ligament sus dit se terminoit. Nous aurions aussy trouvé au mesme costé, une cicatrice au diaphragme, dans sa partie charnue, adhérante aux costes, le poulmon aussy adhérant a cet endroit du diaphragme et toutes les costes jusqu'à l'endroit de l'ouverture de la fistule, en telle sorte qu'il nous aurait esté impossible de le destacher. Nous aurions aussy trouvé la substance du poulmon du costé, quasy schirreuse et dans sa partie postérieure un sinus fistuleux qui se conduisait de l'endroit du diaphragme jusqu'à l'ouverture de l'abcès fistuleux, et ayant continué nostre visite, nous aurions trouvé le poulmon du costé droit adhérant aux costes, au diaphragme et au médiastin; et l'ayant ouvert, nous l'aurions trouvé plain de sanie et Me Bourlin, nous a rapporté que led. Pouzol s'estoit plaint, 7 ou 8 jours environ avant que de mourir, d'une douleur de poitrine du costé, avec opressions, crachement de sang et fièbvre

continue ayguë, pour raison de quoy il l'avait fait sai-
gner cinq ou six fois, et que les susd. symptômes avaient
continués jusqu'à la mort; ayant trouvé toutes les autres
parties saines, nous aurions jugé que le diaphragme,
la ratte et le colon ayant estés blessés, il se seroit fait
un grand épanchement de sang et de matières fécales
dans la poitrine, à raison de la situation que led. Pouzol
estoit obligé de tenir pour donner isseue aux matières,
tant par les playes, que par la contreouverture, cette
situation ayant donné à quelques parties des matières
fécales et purulantes de s'insinuer dans la substance
du poulmon et de la ronger par leur acrimonie et y
produire, par succession de temps, le canal fistuleux que
nous avons remarqué s'est ce formé depuis le diaphragme et se continue de la poitrine et s'ouvrir entre la
première et la seconde des vrayes costes et par où il est
sorty des matières fécales jusqu'à la consolidation du
colon. Nous avons aussy jugé que la fiébvre qui a commencé depuis le jour de sa blessure, et a continué jusqu'à la mort du dit Pouzol, qui de temps en temps avait
des augmentations, avec difficulté de respirer, étoit une
suite de la blessure, et de la fistule. De tout ce que dessus a été dit, nous avons dressé nostre présent rapport,
conformément à l'ord^{ce} de Monsr le lieutenant général
criminel de la sénéchaussée et siège présidial d'Auver-
gne, en date du 30 décembre 1694, à nous signifiée le
3e janvier 1695, par Layat, huissier, et nous desclaront
yceluy contenir vérité. En foy de quoy, nous avons
signé le 8 juillet 1695. Signé : *Bourlin, Sarron,
Boughon.*

Rapport 17. — Nous Annet Chevoghon, con^{er} me-
decin ord^{re} du roy et Jean Sarron, m^e chirurgien-juré
de cette ville de Riom, certiflions avoir esté appellés
dans la maison de sieur Jean Boutteix, marchand de la
dite ville, en vertu d'ordonnance de Mr Chabre, escuyer,

seigneur de Chazelles, lieutenant général-criminel en la sénéchaussée et siège présidial d'Auvergne, dactée du 4e du présent, où estant, nous aurions trouvé led. sr. Boutteix dans son lit, et après l'avoir deuement visité et éxaminé, luy avons trouvé une excoriation cutanée de la largeur de deux travers de doigts, située à la partie supérieure et antérieure du pariétal dextre, que nous jugeons avoir esté faitte par coup de bâton ou chutte, se plaignant d'avoir reçu d'autres coups qui ne paraissent point. En foy de quoy, nous avons signé le présent rapport ce 4 may 1695. *Chevoghon, Sarron.*

Rapport 18. — Nous Annet Chevoghon, coner médecin ordre du Roy, et Jean Sarron, me chirurgien-juré de cette ville de Riom, en exécution de l'ordu de Mr. le lieutenant général-criminel, du 10e du présent, nous sommes transportés dans la maison du sieur Bouteix, marchand, pour le visiter de nouveau et après nous estre informé de luy, s'il luy estait arrivé quelque chose de particulier puis notre premier rapport, nous a dit sentir de grandes douleurs dans les deux hypocondres, et particulièrement dans le droit, à ne point demeurer debout, ce qui nous aurait obligé à le visiter pour voir s'il parestroit quelque chose extérieurement, et après l'avoir deuement visité, n'aurions rien trouvé, et en suite luy ayant touché le poulx, luy aurions trouvé la fiébvre, puis le dernier rapport, avec quelque augmentation sur les quatre heures du soir, ce que nous attestons, fait le 7e may 1695. *Chevoghon, Sarron.*

Rapport 19. — Nous René Amy, coner médecin ordre du roy, et Jean Sarron, chirurgien-juré de cette ville de Riom, attestons nous estre transportés dans le lieu de ..., en vertu d'orde de Mr Soubrany, coner du

roy en la sénéchaussée d'Auvergne, et siège présidial
de Riom, en date du 21 may et dans la maison de
Michel Barrier, fils, âgé de 25 ans, lequel, après l'a-
voir deuement visité, luy avons trouvé une playe avec
dislacération occupant toutte la longueur de la première
phalange du doigt appelé médius, de la main gauche,
avec grande tuméfaction sur tout le carpe et métacarpe
de la mésme main, une autre légère excoriation, avec
échimose, en la partie supérieure et externe au cubitus gauche. Nous avons de plus visité Pierre Barrier,
frère et Annet, auquel nous avons trouvé une contusion
de la grandeur de la main, située à la partie supérieure
et antérieure du bras gauche, touttes lesquelles playes,
contusions, nous jugeons estre faittes, scavoir : la playe
du doigt, par morsure, ou autre chose semblable, et les
contusions par coups de bâtons ou autres instruments
contondants et froissants ; se plaignant lesd. Annet et
Pierre Barrier, de sentir des douleurs en d'autres parties de leurs corps, qu'ils disent estre causées par des
coups qu'ils ont reçues et qui ne nous paraissent point,
ce que nous attestons estre véritable. En foy de ce
nous avons signé ce vingtroisième may 1695. *Amy,*
Sarron.

Rapport 20. — Nous Annet Chevoghon, con[er] médecin ord[re] du roy, et Jean Fabre, chirurgien-juré,
atestons nous estre transportés dans le lieu d'Ennezat,
en vertu d'ordonnance de Mr Layat, juge du depost, du
27 décembre 1694, pour voir et visiter le sieur Clé-
ment, dragon et chirurgien, dans la compagnie colon-
nelle, au régiment de Fontenix, que nous avons trouvé
dans le lit et après nous estre informé des blaissures
qu'il pouvait avoir, avons trouvé trois grandes playes
à la teste, sittuées sur la partie supérieure de l'oxipital,
distante l'une de l'autre de deux travers de doigts, toutefois de la largeur de deux doigts, pénétrants jusques

à l'os, avec perte de substance de l'os, dont on tirât une petite portion de la première table, avons aussi trouvé une autre playe à la teste, scittuée à la partie supérieure du pariettal gauche, étant assez considérable. L'os estant découvert, avons aussy trouvé une petite playe sur le coronal, cotté gauche, comme aussy une contusion sur le muscle *erotophize*, cotté droit, et le malade se plaignant d'avoir des douleurs par tout son corps, l'aurions visité et observé seulement une contusion sur la partie supérieure de l'omoplatte, cotté gauche, touttes lesquelles playes nous jugeons avoir été faittes par des couteaux tranchants, comme sabre ou autre instrument tranchant, et comme il s'agit de playes considérables, qui penètrent jusque l'os, avec perte de substance et beaucoup de sang, nous jugeons le |*pronostic*| fort douteux, fait ce 30ᵉ décembre 1694. — *Chevoghon, Fabre.*

Rapport 21. — Nous Annet Chevoghon, conᶜʳ et médecin ordʳᵉ du roy, et Jean Fabre, chirurgien-juré, atestons nous etre transportés dans la maison du sʳ Louis Chaladé, cardeur de cette ville de Riom, en vertu de l'ordonnance de M. le lieutenant genéral-criminel, en datte du 17ᵉ janviel 1695, pour voir et visité le nommé Louis Chalade, lequel avons trouvé dans son lit, et nous étant informé de quoy il se plaignoit et s'il avoit réçu quelques coups, nous a montré une petite playe accompagnée d'une contusion échimose, sous l'œil droit, partie moyenne du zigoma, occupant quasy toutte la partie, nous a dit avoir de grandes douleurs de reins et de ventre, provenant de coups qu'il avait reçu, plus nous avons observé une contuzion à la lèvre, partie supérieure du cotté droit, lesquelles playes, contusions, jugeons avoir esté faittes par quelque instrument contondant, ce que nous jugeons être véritable. En foy de quoy nous avons signé

le présent rapport, fait ce onze janvier 1695. —
Fabre.

Rapport gratis. — Nous Annet Chevoghon, con^er
médecin ord^re du roy, et Jean Fabre, chirurgien-juré
de cette ville de Riom, atestons-nous estre transportés
dans l'Hôtel-Dieu de cette ville, en vertu d'ord^re de
M^r le lieutenant général criminel, en datte du 2 mars
1695, pour voir et visiter les nommés Chassaing et
Reynaud, soldats de milice, et par nous estre informé
des blesseures qu'ils pouvoient avoir reçues, avons trouvé audit Chassaing une playe fort considérable entre
la 4e et la 5e coste à 4 doigts du sternum et 4 doigts
de la mamelle et profondant jusque dans la capacité de
la poitrine, et aud. Raynaud lui avons trouvé six playes
à la teste, scittuées : une sur la partie inférieure du
coronal, cotté gauche, proffondant jusqu'au péricrane,
étant de la grandeur de deux travers de doigts ; deux
autres playes scittuées sur la partie inférieure de l'oxipital, distantes l'une de l'autre de trois doigts, proffondant jusque au péricrane de la grandeur d'un poul-
ce ; les autres deux playes scittuées sur la partie su-
perieure du pariétal cotté gauche, proffondant jusqu'au
péricrane, estant de la grandeur d'un doigt chacune ;
de plus luy avons trouvé une grande playe scittuée sur
la partie moyenne et supérieure de l'omoplatte, estant
de proffondeur de haut en bas de six grands travers
doigts, ce qui nous est paru avoir été fait par des couteaux, comme sabre, baïonnette ou autre instrument
semblable et comme il s'agit de blessures considérables énoncées cy dessus, jugeons qu'ils ne peuvent
faire leurs fonctions dans leur compagnie de longtemps, c'est ce que nous croyons être veritable. En foy
de quoy nous avons signé le prés. rapport, fait ce
25e mars 1695. *Chevoghon. Fabre.*

Rapport 22. — Nous Annet Chevoghon, con^{er} médecin ordinaire du roy, et Jean Fabre, chirurgien-juré de cette ville de Riom, atestons nous estre transportés dans la maison de Durand Cholon, cordonnier, en vertu d'ord^{re} de M^r le lieutenant général criminel, en datte du onze mars 1695, pour voir et visiter, la femme dud. Cholon et après l'avoir observé, luy aurions trouvé un doigt, appelé annulaire, de la main gauche, fracturé, suivant le rapport que nous a fait le sieur Boughon, chirurgien, n'ayant put lever l'appareil sans danger. S'est encore plainte d'une dent rompue, ce qui nous a point apparu, à raison de la carie qu'elle a. C'est ce que nous attestons estre véritable en loyauté et conscience, en foy de quoy nous avons signé le prés. rapport fait ce quinze mars 1695. *Ch. F.*

Rapport 23. — Nous René Amy, con^{er} médecin ord^{re} du roy et Jean Fabre, chirurgien-juré de cette ville de Riom, atestons-nous être transportés dans la maison de Gaspard Bousset, maître-bolangier de cette ville, en vertu d'ord^{re} de Mr Chabre, lieutenant général criminel, en datte du 9e may 1695, pour voir et visiter lesd. Bousset et Michel Verny, menuisier; avons trouvé Gaspard Bousset dans son lit, avec la fièvre et après nous estre informés des blesseures qu'il pouvoit avoir, avons trouvé une playe à la main gauche scittuée sur la première articulation de l'index, avec contusion de la grandeur d'un travers doigt, et l'autre de trois, et audit Michel Verny, luy avons observé une très légère contusion sur la lèvre, partie supérieure, du cotté gauche; le malade se plaignant de plusieurs coups qu'il dit avoir reçu, desquels pourtant nous n'avons veu aucune marque. Lesd. playes et contusions jugeons avoir été faites par quelque instrument contondant, ce que nous affirmons véritable et en avons dressé et signé nostre prés. rapport le 9e may 1695. *Amy, Fabre.*

Rapport 24. — René Amy, con^er médecin ord^re du roy, et Jean Fabre, chirurgien-juré de cette ville de Riom, atestons nous estre transportés dans la maison de François Bernard, M^e-bolangier de cette ville de Riom, en vertu d'ord^e de M. Chabre lieutenant général criminel, en datte du 8e may 1695, pour voir et visiter led. Bernard, lequel avons trouvé dans son lit, et après nous estre informé des blesseures qu'il pouvoit avoir, avons trouvé une petite playe cutanée à un des doigts de la main droite. appelé index ; avons aussy trouvé plusieurs excoriations sur la rotule du genoul droit, accompagné d'une petite *linidire?* (*sic*) sur la rotule du genoul gauche, nous avons aussi observé plusieurs autres petites excoriations, entr'autres une qui est de la grandeur d'une pièce de quinze sols, de plus se plaint led. malade de plusieurs autres coups qu'il dit avoir reçus, desquels néanmoins, nous n'avons vu aucune marque. Ce que nous atestons estre véritable, en foy de ce nous avons signé le prés. rapport, fait ce 9e may 1695. *Amy, Fabre.*

Rapport 25. — Nous René Amy, con^er médecin ord^re du roy et Jean Fabre, chirurgien-juré de cette ville de Riom, en vertu d'ord^re de Mre Fabre, lieutenant général criminel, en datte du 25e may 1695, avons veu, pensé, visitté et médicamenté le nommé Jacques Baumont, valet domestique de Jean Migon, métayer de M^r le conseiller Rollet. d'une petite playe cutanée au bras gauche, estant de la longueur d'un demy travers doigt, accompagniée de contusion; de plus le malade se plaignant d'avoir reçu plusieurs autres coups qui nous ont pourtant pas paru. Ce que nous certiffions estre véritable et avons dressé et signé nostre prés. rapport fait ce 25e may 1695. *A. F.*

Rapport 26. — Nous, sous⁰ˢ René Amy, con⁰ʳ médecin ord^{rc} du roy et Jean Fabre, M⁰ chirurgien, juré royal de cette ville et ressort de Riom, certiffions à tous juges qu'il appartiendra que de l'ordonnance de Mr Chabre, escuyer, seig^r de Chazelle, con⁰ʳ du roy, lieutenant général criminel en la sénéchaussée et siège présidial d'Auvergne aud. Riom, dattée du 27ᵉ may 1695, à nous signiffiée le mesme jour et en exécution d'icelle nous nous sommes transportés dans la maison de Jean Déat, du faubourg de Mozat, de cette ville, où nous l'avons trouvé dans son lit et avons visitté par touttes les parties de son corps et luy avons trouvé une petite playe à la teste, scittuée à la partie supérieure et antérieure de la tempe droite, partie sénestre, penétrant les téguments et sur une autre playe à la face scittuée sur la partie supérieure et latérale du zygomas, de figure oblique, pénétrant comme dessus, accompagnée de linidite ⁰ᵗ échimose, qui s'étendent sur touttes les paupières, de l'œil du mesme cotté, plus autres trois petites playes scittuées, savoir : la première à un travers de doigt de la mamelle gauche, sur la 5ᵉᵐᵉ coste vraye, partie inférieure et latérale, nous ne pouvons juger si la dite playe pénettre dans la capacitté de la poitrine, ne l'ayant put sonder plus avant qu'au bord de la cotte ; le malade nous ayant déclaré avoir craché du sang, ce qui nous a fait conclure que nous ne pouvions juger de l'étendue de lad. playe, qu'aux termes ord^{re} des playes de poitrine ; plus autre deux playes scittuées sur la 6ᵉ et 7ᵉ coste vraye, à trois travers doigts de la mamelle gauche ne penétrant que les téguments, mesme partie que celle cy-dessus et, tant les unes que les autres, nous paraissent avoir esté faitte par quelque instrument picquant et triangulaire, comme seroit *stillet,* *ganif* ou *allènes* ou autre instrument semblable, qui est tout ce qui nous est aparut que nous atestons contenir véritté. En foy de quoy nous avons signé le présant procès-verbal fait le vingt-septième jour de may 1695. *A. F.*

Rapport 27. — Nous René Amy, con[er] et médecin ord[re] du roy et Jean Fabre, chirurgien juré de cette ville de Riom, atestons nous être transportés au faubourg de l'Hospital dans la maison de N....., en vertu d'ord[e] de M[r] le balif de St-Bauzire, ou son lieutenant, en date du 5 may 1693, pour voir et visiter le nommé Guilla-Rouby, habitant de St-Bauzire, lequel nous avons trouvé dans son lit, avec fièvre et après nous être informé des blessures qu'il pouvoit avoir, avons trouvé une playe fort considérable à la teste, scittuée sur la partie supérieure du pariétal du cotté droit, ettant de la longueur de deux grands travers doigts, profondant jusques au péricrane, accompagnée de contusion au bras droit, sous l'articulation du coude, estant de la grosseur d'une pomme accompagniée de meurtrisseures et lividité, avons aussy trouvé une petite playe cutanée à un des doigts de la main droite, appelé poulex, avons aussy trouvé une petite playe à la jambe gauche, accompagniée de meurtrisseures, lividité, situé au-dessus de la maléolle, partie interne, et le mallade se plaignant d'avoir des douleurs de par tout son corps, l'aurions visitté et observé seulement une excoriations cutanée scittuée sur la partie inférieure de l'omoplatte, cotté droit, lesquelles playes, contusions, meurtrisseures et lividité, jugeons avoir esté faitte par quelque instrument tranchant et contondant, faisant le mesme effet, ce que nous croyons estre véritable. En foy de quoy nous avons signé le présant rapport fait ce..... *A. F.*

Rapport 28. — Nous René Amy, con[er] médecin ord[re] du roy et Jean Fabre, chirurgien-juré royal de cette ville et ressort de Riom, atestons qu'en vertu de l'ord[re] de Mr Chabre, ecuyer, seigneur de Chazelles, con[er] du

roy, lieutenant général criminel de la sénéchaussée
d'Auvergne et siège présidial de Riom, dattée au onze
de ce mois de juin 1695, à nous signiffiée, nous nous
sommes transportés dans la maison de François Bouquet, Me-tailleur d'habits de cette ville, accompagnié
de Mr Claude Boughon, Me chirurgien de cette ville et
chirurgien ordre dudit Bousquet ou etant arrivés nous
avons trouvé led. Bousquet au lit avec la fièvre et
l'ayant visité, nous luy avons trouvé une playe à la
teste scittuée à la partie postérieure et supérieure de
l'angle du pariétal gauche, lad. playe étant de figure
oblique de la grandeur de deux travers doigts et où led.
os pariétal est découvert de la grandeur d'une pièce de
quatre sols.

Led. mallade nous a aussy déclaré avoir *évadé* beaucoup de sang, par l'oreille du cotté de sa playe, pendant
trois ou quatre jours, ce que le Sr Boughon, son chirurgien ordre, nous a temoigné être véritable et ce qui
fait que nous ne pouvont rien déterminer présantemant
sur l'esvenemant de ladite playe, que nous jugeons
avoir été faite par quelque instrument rompant ou contondant, outre laquelle playe le malade se plaint de
plusieurs autres coups, desquels pourtant il ne nous a
parus aucune marque. De tout ce que dessus nous
avons dressé notre prés. rapport le vingtunième juin
1695. *A. F.*

Rapport 29. — Nous René Amy, coner médecin
ordre du roy, et Jean Fabre, Mr chirurgien-juré royal
de cette ville, et ressort de Riom, certiffions à tous
juges qu'il appartiendra que de l'ordre de Mr Çhabre,
escuyer, seigneur de Chazelles, conr du roy, lieutenant général criminel en la sénéchaussée et siège présidial d'Auvergne aud. Riom, en datte du 21e juin 1695,
a nous signifiée et en éxécution d'icelle. Nous nous
sommes transportés dans la maison de Me Mallet de

cette ville, pour voir et visiter le nommé Jean Teston, élève, lequel nous a paru estre âgé de 28 ans et après nous être informés des blesseures qu'il pouvait avoir nous luy aurions observé deux petites playes à trois doigts du nombril du coté gauche ne pénétrant que les tégumants, lesquelles deux playes nous paraissent avoir été faittes par quelque instrument piquant ou triangulaire comme stillet, ganif, fourchette ou alleine ou autres instruments semblables, qui est tout ce qui nous a parut que nous atestons contenir veritté, en foy de quoy nous avons signé le présant procès-verbal, le *tout sans fièvre ou péril, de Riom fait ce 5e juillet 1695 (sic). A. F.*

Rapport 3o. — Aujourd'hui, Vingt quatre juillet 1695, nous Amable Bourlin, docteur en médecine, de la faculté de Montpellier, et Jean Fabre M^e chirurgien juré royal de cette ville de Riom, suivant l'ord^{re} de M^r le lieutenant général criminel d'Auvergne, en datte du mesme jour, nous nous serions transportés au domicile de Mr Pierre Cartier, ancien capitaine, lequel nous aurions visitté et luy aurions trouvé une playe au bras gauche de la longueur de six lignes, laquelle était scittuée sur la partie postérieure et inférieure du cubitus, approchant de quatre doigts de l'articulation du poignet et luy aurions aussy trouvé deux excoriations, avec lividité sur la partie postérieure du coronal, à cinq lignes du sourcil, lesquelles playe et excoriations, nous avons jugé avoir été faittes par un instrument tranchant ou poignard, et le mallade s'estan plaint à nous de plusieurs autres coups, nous luy aurions trouvé aucune marque. En foy de quoy nous aurons signé nostre prés. rapport que nous desclarons estre véritable. Fait à Riom led. jour et a signé *Bourlin.*

Rapport 31. — Je soussigné Jean Fabre, M^e chirurgien juré royal de cette ville de Riom et ressort d'icelle,
certifie à tous juges qu'il appartiendra que, suivant
l'ord^e de MM. les juges me suis transporté au lieu
de Volvic, distance d'une lieue de lad. ville et visitté
le nommé Claude Soulier, marchand boursier, consul
dudit lieu, l'ai trouvé au lit, et après luy avoir trouvé
le poul je luy aurais trouvé de la fièvre et après
m'estre informé des contusions, meurtrisscures et lividités dont il se plaignait, je luy aurais trouvé une
contusion sur l'articulation du bras gauche estant de
la grandeur d'une pièce de quinze sols, avec meurtrisseure, de plus une autre légère contusion à quatre
doigts au-dessus de l'articulation du coude du mesme
bras gauche, plus une autre contusion scittuée sur le
muscle fessier, accompagné de quelques petites rou-
geurs, plus le malade se plaingnant avoir reçu d'autres coups dans les *hipocondres*, qui lui causent des
sincopes de temps en temps suivant la déclaration qui
nous a esté faite par le chirurgien ord^{re} du lieu, c'est
ce qui me fait croire que les contusions sont plus grandes au dedans qu'elles ne paroissent pas au dehors,
parce que à cet endroit il n'y a rien qui face résistence
que le péritoine qui pouvait être bien enflammé et pour
obvier aux grandes douleurs, on l'avait saigné par trois
diverses fois; lesquelles coups luy ont produit un très
grand abattement, lesquelles contuzions, meurtrisseures et lividités je juge avoir été faites par quelque instrument contondant, comme coups de pied, de pierre ou
autres semblables instruments, c'est ce que j'affirme
estre véritable. En foy de quoy jay signé le prés. raport
fait à Volvic le neuf juillet 1695. *Fabre.*

Rapport 32. — Nous René Anny, cons^{er} médecin
ord^{re} du roy et Jean Fabre, M^r chirurgien-juré royal
de cette ville de Riom et ressort d'icelle, atestons qu'en

vertu d'ord^{re} de Mr Chabre escuyer, seigneur de Chazelles, cons^{er} du Roy, lieutenant général criminel en la
sénéchaussée d'Auvergne et siège présidial de Riom, et
celle ord^{re} dattée du 7 juillet, nous nous sommes transportés au lieu de Clerlande, pour voir et visitter Jean
Vinet, habitant aud. lieu, lequel nous avons trouvé au
lit, avec la fièvre et l'ayant visitté en présence de Me Gilbert Granier, son chirurgien ord^{re}, nous luy aurions
trouvé six playes considérables à la teste : la première
est sur la partie latéralle dextre de l'os frontal, de la
longueur de trois travers doigts ou l'os est découvert de
la longueur d'un travers de pouce ; la seconde est sur la
partie antérieure et supérieure de l'os pariétal au cotté
droit, de la longueur de deux travers doigts et qui
pénètrent jusqu'au péricrane ; et les 3e et 4e sont sur la
partie antérieure et supérieure de l'os pariétal du cotté
sénestre, qui pénètrent jusqu'au péricrane, dont la
trois^e est de longueur près de quatre travers doigts,
et l'autre près de trois travers doigts ; la 5e est sur la
partie postérieure et supérieure du pariétal, tirant un
peu sur le costé gauche de la longueur de près de trois
travers doigts, laquelle entre dans la substance de l'os
de l'épaisseur d'un liard ; la 6e est sur la partie supérieure et moyenne de l'os oxipital, près la suture lem-
bdoïde, de la longueur de trois travers doigts, avec
Escope à l'os, de la longeur d'un grand travers doigt
pénétrant comme la précédante ; il y a une septième
playe sur la partie externe de l'articulation du poing
gauche, ayant en longueur un petit travers doigt, ne
coupant presque que la peau ; toutes lesquelles playes
nous jugeons avoir été faites par un mesme instrument, comme épée, sabre ou autre instrument tranchant et ne pouvons encore bien déterminer sur le succès desd. playes, dont nous avons dressé nostre rapport
le huitième juillet 1695.

A. F.

Rapport 33. — Nous René Anny, con^{er} médecin ord^r du roy, et Jean Fabre, M^e chirurgien juré royal de cette ville de Riom, certifions à tous juges qu'il appartiendra, que de l'ord^{ro} de Me Chabre, escuyer seigneur de Chazelles, con^{er} du roy, lieutenant général criminel en la sénéchaussée et siège présidial d'Auvergne aud. Riom, en datte du 5 août 1695, à nous signiffiée le mesme jour et en exécution d'icelle. nous nous sommes transportés en la maison d'Amable Montatanier, habitant de cette ville, où nous l'avons trouvé dans son lit et nous l'avons visité par toutes les parties de son corps, nous lui avons trouvé une contuzion entre la 3e et la 4e fausse cotte du côté gauche, estant de la grandeur de trois travers doigts, accompagnée de lividité ; plus luy avons aussi trouvé une autre contuzion à la teste scittuée sur la partie supérieure du pariétal, costé gauche, étant de la grandeur de trois travers doigts accompagnées de meurtrisseures et lividités, le malade s'étant plaint à nous d'avoir reçu un autre coup à la jambe à 4 travers doigts de la malléolle externe costé gauche, lequel coup nous luy en aurions trouvé aucune marque.

Plus avons trouvé le nommé Annet Brun, aussy habitant de cette ville de Riom, une contuzion accompagnée de lividité à quatre doigts de l'articulation du coude, partie externe, estant de toute la grandeur de la main cotté droit, lesquelles contuzions, meurtrisseures et lividités, jugeons avoir été faitte par quelque instrument contondant comme batons, pierres et autres semblables ; qui est tout ce que nous atestons contenir véritté. En foy de quoy nous avons signé le présant rapport fait le six août 1695. *A. F.*

Rapport 34. — Nous soussignés René Amy, con^{er} médecin ord^{re} du Roy et M. Jean Fabre, chirurgien juré royal de cette ville et ressort de Riom, certiffions

à tous juges qu'il apartiendra que de l'ord^ce de M. Chabre, escuyer, seigneur de Chazelles, con^er du roy, lieutenant général criminel en la sénéchaussée d'Auvergne
aud. Riom dattée du........ à nous signiffiée le mesme
jour et en exécution d'icelle, nous nous sommes transportés dans la maison de Mr Thomas de Mallet, procureur en ce siège, où nous l'aurions trouvé dans son lit,
avec fièvre et l'ayant visitté en présence de Mr Jacques
Pelabout, son chirurgien ord^re, nous aurions trouvé
plusieurs contuzions. La première est scittuée sur le
sternon avec excoriation, laquelle contuzion est de la
grandeur de la moitié de la pomme de la main et excoriations de la grandeur d'un denier, plus autres trois
contuzions au bras gauche dont la première et sur le
muscle biseps, à trois doigts de la teste de l'avant-bras
et la 3e en une grande contuzion au-dessus du coude
qui est d'une telle grandeur quelle nous fait apréhander
ne la pouvoir résoudre, du mesme cotté une légère
contuzion sur la cuisse; plus luy aurions trouvé autre
deux contusions sur le bras droit, dont l'une est à l'a-
vant-bras, et l'autre sous l'articulation du coude,
laquelle est si grande que nous doutons de pouvoir la
résoudre et empêcher la supuration, laquelle contusion
ocuppe bien la moitié du bras, le malade se plaignant
aussy d'avoir reçu un coup à la teste duquel il a dit
avoir été jetté parterre, néanmoins il ne nous en a pas
parut aucune marque, toutes lesquelles contuzions et
excoriations nous jugeons avoir été faittes par quelque
instrument contondant, comme bâton ou pierres autres
instruments faisant semblables effet, ce que nous atestons contenir veritté en foy de quoy nous avons signé
le présant rapport le........ A. F.

Rapport 35. — Aujourd'huy trantième octobre 1695
nous Amable Bourlin, con^er médecin ord^re du roy accompagné de Mr Jean Fabre, chirurgien juré de cette

ville de Riom, avons veu et visité Jean Rosse, marchand-
chaudronnier du village du Breuil, paroisse de Marce-
nat, conformém. à l'ord^{ce} de M^r le lieutenant général
criminel de cette senéchaussée d'Auvergne du mesme
jour par de Mallet; auquel nous aurions trouvé une
playe au milieu de la suture sagitale, de la longueur et
largeur du petit doigt, pénétrante de trois lignes, lad.
playe nous paroissant avoir esté plus grande et plus
profonde et qu'une partie d'icelle a été réunie, luy aurions
aussy trouvé une légère meurtrisseure au visage a cotté
du grand coin de l'œil et ayant touché le malade au
cotté gauche, au-dessous des fosses cottes, il ne peut
souffrir qu'on le presse, ce qui nous a fait juger qu'il
avait quelque contuzion ou meurtrisseure, de laquelle
il ne nous a paru aucun vestige, nous aurions aussy
aperçu une meurtrisseure à la jambe gauche, à l'endroit du gras de la jambe, de la largeur de la paume de
la main, nous aurions aussy trouvé une légère excoriation à la jambe droite à la partie inférieure du tibia de
la largeur d'un pouce, tous lesquels coups, meurtrisseures et excoriations, nous avons jugé avoir esté faites
par des instruments ou contondants, comme baston ou
autre instrument. De tout ce que dessus nous avons
dressé le présent rapport que nous avons signé. Fait led.
jour et an. *B. F.*

Rapport 36. — Aujourd'hui 26e octobre 1695. Nous
Amable Bourlin, con^{er} médecin ord^{re} du roy et Jean
Fabre, chirurgien juré de cette ville de Riom, avons
veu et visité le sieur Charles Vabasson, marchant du
Puy Fangeoux, parroisse de Mauzat, conform. à l'ord^{ce}
de Mr Pierre Sablon, premier [.....] de la maréchaus-
sée d'Auvergne du 19 octobre, duquel nous aurions
trouvé une lividité et meurtrisseure scittuées sur l'articulation du coude droit, de la largeur de la paume de
la main; et une meurtrisseure et lividité à la jambe

droite scittuées sur le gras d'icelle de la mesme largeur.
Lesquels coups nous avons jugé avoir esté fait par des
instruments contondants, comme batons ou autres, luy
aurions aussy trouvé une playe cutanée de la largeur
de l'ongle du doigt médius, scittué sur le zigoma ou
pommette de la joue gauche et une autre petite playe
cutanée ou excoriation scittué à l'endroit du pariétal
gauche, dans sa partie moyenne. Lesquelles playes
nous avons jugé avoir esté faittes par des instruments
tranchants, comme pierres ou autres. Led. plaintif
nous ayant dit sentir une douleur au cotté droit, de
tout ce que dessus nous avons dressé notre prés. raport
que nous déclarons contenir véritté et avons signé :
Bourlin et *Fabre*, lesd. jour et an.

Rapport 37. — Nous sousignés, René Amy, con^{er}
médecin ord^{re} du roy et Jean Fabre, chirurgien juré
royal de cette ville de Riom et ressort d'icelle, atestons
qu'en vertu de l'ordonnance de Mr Chabre, escuyer,
seigneur de Chazelles, con^{er} du roy lieutenant-général
criminel en la sénéchaussée d'Auvergne et siége présidial de Riom. Nous nous sommes transportés en la
maison de Pierre Dumoulin, tisserant de cette ville de
Riom, lequel nous avons trouvé au lit, malade avec
fièvre et avec une playe très considérable par les mau-
vaises suites qu'elle peut avoir. — C'est d'un coup de
sabre qu'il a reçu à l'articulation du bras gauche avec
le coude, lequel coup coupe les muscles qui couvrent
lad. articulations en sa partie externe et postérieure, de
la longueur de deux ou trois travers doigts, coupe le
ligament qui tient le bras avec le coude, sépare l'os
appellé radius d'avec l'os apellé humérus et pénètre
jusqu'à cette partie de l'os cubitus appellé olécrane.
Cette playe est si considerable qu'on ne peut rien
assurer pour la vie du malade à cause des symptômes qui y surviennent ordinairement et qui suivent

les grandes douleurs que les malades y souffrent, qui
sont les inflammations et les convulsions; le moins
qu'on en puisse en attendre cest destre estropié de ce
bas, de quoy nous avons dressé notre prés. raport à
Riom ce seizième septembre 1695. — *A . F*.

Rapport 38. — Marguerite de Mogue, femme de
Pierre Buonnet, M⁰ Patissier de cette ville suivant l'ordonnance de Mʳ Chabre du 19ᵉ août (*Rapport délivré*).

Rapport 39. — Nous soussigné, René Amy, conᵉʳ
médecin ordʳᵉ du Roy et Jean Fabre, M⁰ chirurgien
juré de cette ville et ressort de Riom, certiffions à tous
juges qu'il apartiendra, que de l'ordonnance de Mʳ Chabre, escuyer, seigneur de Chazelles, conᵉʳ du roy, lieutenant général criminel en la sénéchaussée et siége
présidial d'Auvergne aud. Riom en datte du 6 juillet
1695, à nous signiffier; en exécution d'icelle, nous
avons veu et visitté le nommé Gilbert Alleze, cavalier
dans la compagnie ambulante de Cunlhat et après
nous estre informé des blessures qu'il pouvait avoir,
avons trouvé une playe à la teste scittuée sur la partie
supéricure du coronal, étant de la grandeur d'un travers doigt, proffondant jusque au périacane, accompagnée de contuzion. — Plus avons trouvé une petite
playe cutanée à un des doigts de la main gauche, apellé
poulex, avons aussy trouvé au bras gauche, sur l'articulation du coude, une contuzion accompagnée de
meurtrissures et lividités, nous jugeons avoir ésté faites par quelque instrument contondant, c'est ce que
nous atestons être véritable. En foy de quoy nous
avons signé le présent procès-verbal le 26ᵉ juillet 1695.
A . F.

Rapport gratis. — Nous soussigné, René Amy,

con^{er} médecin ord^{re} du roy et Jean Fabre, chirurgien
juré royal de cette ville et ressort de Riom, certifions à
tous juges qu'il appartiendra, que de l'ordonnance de
M^r les juges et gardes de la Monnaye de Riom à nous
signiffiée le 16e du présent mois, et en exécution d'i-
celle, nous nous sommes transportés dans la boutique
du sieur Sarron, pour voir et visitté le nommé Louis
Loir, escuyer, seigneur de la dite Monnoye et après
nous estre informés des blesseures qu'il pouvait avoir
nous luy aurions trouvé une playe à la teste scittuée
sur la partie supérieure et antérieure du coronal, cotté
dextre, étant de la grandeur de trois grands travers
doigts, proffondant jusque au péricrane, estant de figure
oblique ; laquelle playe nous jugeons avoir été faitte par
quelques couteaux, comme seraient sabres ou autres
instruments semblables, c'est ce que nous atestons contenir véritté. En foy de quoy, nous avons signé le pre-
sent rapport, fait le 16e aoust 1695. — *Amy, Fabre.*

(*Fin du registre.*) (1).

---

(1) *Que nous avons offert aux Archives départementales du
Puy-de-Dôme, avec les divers documents déjà publiés par nous
sur les Chirurgiens de Riom d'Auvergne.*

La Corporation
des chirurgiens de Riom

(Suite)

Le 10 janvier 1716, le collège des médecins et a communauté des chirurgiens de Riom avaient publié leurs statuts (1).

L'étude de notre éminent ami le docteur Roux sur le Conseil de Santé de Riom, lors de la terrible peste de 1721 (2), montre que nos confrères à cette époque surent être à la hauteur de leur tâche et que, dans le corps médical, alors comme aujourd'hui, quand il s'agit du devoir professionnel et du dévouement aux malades, il n'y a jamais de défaillances.

Les préoccupations de ces années malheureuses et troublées furent sans doute la cause qui fit retarder la nomination d'un lieutenant du premier chirurgien du Roi à Riom.

Cet office fut rempli par un homme actif et intelligent, Jean Massonnet, qui rendit de grands services à sa compagnie. Au début du mois de septembre 1730, il avait reçu ses lettres de provisions, le 18 du même mois il prêtait le serment qu'on va lire et sans se préoccuper de sa commission définitive qui ne lui fut délivrée

---

(1) Cf. ci-dessus page 156 ; et *France Médicale* du 10 février 1906.

(2) D' E. Roux : *Notes et documents pour servir à l'histoire de la Ville de Riom*, p. 57, Riom, Jouvet, 1906.

qu'une année après, le 22 décembre 1731, il se mit activement à l'œuvre.

Prestation de serment de Jean Massonnet, nommé lieutenant du premier chirurgien du Roi à Riom (1), 18 septembre 1730.

Aujourd'hui dix-huitième septembre mil sept cent trente, devant Nous Antoine Peschamp, ancien prevost de la communauté des chirurgiens de la Ville de Riom, a comparû, en nostre chambre, M. Jean Massonnet aussy chirurgien de ladite communauté qui nous a dit et remontré que conformément à l'édit de sa Majesté, du mois de septembre 1723 portant désunion des droits et privilèges des chirurgiens jurés royaux et union d'y ceux aux lieutenants du premier chirurgien du roy M. Georges Mareschal, écuyer, conseiller, ancien maistre d'hôtel de Sa Majesté, chef de la chirurgie et barberie du royaume, garde des chartes, status et privilèges d'yceux, a nommé et commis son lieutenant dans nostre ditte communauté par ses lettres de provisions du premier du présent mois de septembre 1730 (Signés : *Mareschal* et plus bas par Mondit sieur *de La Toueze*) pour par lui jouir de la dite commission et de toutes les prérogatives, fonctions de juridictions, droits, dont jouissoient les lieutenants avant la création des chirurgiens royaux jurés par édit de 1692, à la charge de garder et faire garder les statuts, ensembles les édits, déclarations, arrests, et règlements rendus. En concéquence ayant préalablement presté le serment entre les mains du plus ancien prévost de nostred. communauté quy à cet effet est commis par lesd. lettres de lieutenant, sur quoy, led. M. Massonnet nous a requis en acceptant lad. commission, recevoir son serment ; veu lesd. Lettres de lieutenant dudit jour 1 septembre 1730 ; nous, en acceptant lad. commission, avons dud. Massonnet reçu le serment au cas requis par lequel la main levée à Dieu, il a promis et juré de garder et faire garder les statuts, ensembles les édits, déclarations,

----

(1) Original ms. en papier. Offert par nous aux Archives du Puy-de-Dôme.

ordonnances, arrests et règlements rendus en conséquance,
sans souffrir qu'il y soit commis aucune contravention et de
faire les fonctions de lad. charge de lieutenant en loyauté et
conscience de tout quoy nous avons dressé le présent procès-
verbal, pour valoir et servir ce que de raison, que nous avons
signé avec led. Massonnet lesd. jour et an.

Peschant, m⁰ chirurgien ensien Prévost.

Massonnet.

Le serment prêté, Massonnet, connaissant la lenteur
des hommes de lois, s'empressa de demander l'enregistrement de ses lettres de provisions de lieutenant du
premier chirurgien.

**Requête du même, pour l'enregistrement de ses
lettres de provisions de lieutenant du premier
chirurgien (1).**

— 1730 —

*Extrait des Registres du greffe de la Police de la
Ville de Riom.*

A Messieurs les Juges de la police de Riom.

Supplie humblement Jean Massonnet, chirurgien juré
royal de cette ville de Riom, disant que par édit du mois de
septembre mil sept cent vingt-trois, le roy a permis au
sieur George, Mareschal, son premier chirurgien, de commettre des lieutenants dans chaque ville principalle et capitale
pour examiner et reçevoir ceux qui veulent travailler à l'art
de chirurgie, ledit sieur Mareschal a commis le suppliant
pour son lieutenant en la communauté des chirurgiens de
cette ville, par ses lettres de provisions du premier septembre
1730, ayant préalablement presté le serment entre les mains
du plus ancien prévost de la ditte communauté, le suppliant a presté le serment devant Mᵉ Antoine Peschant,
ancien prévost, le dix huit septembre dudit 1730, de sorte
qu'estant en charge il a droit de reçevoir tous les aspirants;

(1) Original ms. en papier offert par nous aux archives du P.-de-
D.

mais, comme il y en a plusieurs qui travaillent sans lettres de capacitté, il est bien fondé de demander à la Cour qu'il luy soit permis de les faire assigner et pour cet effet que les provisions de lieutenant seront registrées en vostre greffe.

Ce considéré Messieurs, après qu'il vous appert des dittes lettres de provision et prestation de serment, il vous plaise permettre au suppliant de faire assigner devant vous ceux qui travaillent sans titre valables à l'art de chirurgie et pour cet effet ordonner que les dites lettres de provisions seront enregistrées en vostre greffe et sera votre ordonnance exécutée nonobstant opposition ou appellation quelconques. Et vous faites bien. Signé : *Massonnet* et *Petit,* son procureur.

Soit montré au Procureur du Roy, fait le 17 novembre 1730 : *Geslin,* lieutenant général.

Veü la présente requeste, les lettres de nominations de lieutenant dans la communauté des maistres chirurgiens de cette ville, du premier septembre de l'année présente et acte de prestation du serment du suppliant du 18 dudit mois de septembre et les conclusions du Procureur du roy, Nous ordonnons que les dites lettres de nomination seront registrées au greffe de la police de cette ville. Et promettons au suppliant de faire assigner ceux qui travaillent à l'art de chirurgie sans titres valables et sera la présente ordonnance exécutée nonobstant opposition ou appellation quelconques et sans préjudice d'icelles, fait en la chambre du Conseil de la police le 28e novembre 1730. Signé : *Geslin,* lieutenant général et conseiller du roy.

Juges de police,
Philibert   (Signé) Illisible.

Scellé à Riom ce douze février 1731.
Reçu trente sols.

LEGAVE.

Sans attendre sa commission de lieutenant du premier chirurgien du Roi à Riom, Massonnet commence sa campagne contre l'exercice illégal de la chirurgie, et le 6 novembre 1731 il assigne le chirurgien Desgirou

de La Combe, d'Ambert, lui enjoignant d'avoir à justifier de son titre dans les trois jours :

L'An mil sept cens trente-un et le sixiesme jour du mois de novembre avant Midy; Je René Crochet huissier Royal en la Senéchaussée d'Auvergne et siège présidial de Riom ci-dessous soussigné certifie à vous Monsieur le Grand Senéchal d'Auvergne, ou Monsieur votre Lieutenant-Général, qu'à la Requête de Me Jean Massonnet, Lieutenant du premier Chirurgien du Roy, dans la Communauté des Mes Chirurgiens de cette Ville de Riom, et ressort de ladite Sénéchaussée, et en cette qualité chef desdits Chirurgiens, lequel fait élection de domicile en sa maison audit Riom, et constituë pour son Procureur en ladite Sénéchaussée, Me Pierre Petit, me suis transporté au domicile de Desgirou de la Combe Chirurgien habitant la ville d'Ambert parlant à sa servante auquel parlant je lui ay dit et remontré que le dit Sieur Massonnet, es dites qualités, a droit d'examiner les Titres de ceux qui exercent l'Art de Chirurgie, et de recevoir les Aspirans, conjointement avec le Médecin Juré Royal, conformement à l'Edit de Sa Majesté, du mois de Septembre 1723; et tout ainsi, et de même que le Lieutenant du premier Chirurgien du Roy, avoit droit avant la création des Chirurgiens Jurés, porté par l'Edit de 1692. En conséquence ay sommé le dit Desgirou de la Combe, de justifier du Titre, en vertu duquel il travail audit Art, lequel a fait refut. A ces causes, je lui ay donné assignation par devant vous mondit Sieur à la huitaine pour voir dire et ordonner que dans trois jours, il justifiera du Titre, en vertu duquel il travail journellement à l'Art, faute de ce faire dans ledit tems et iceluy passé, qu'il lui sera fait déffense de ne plus travailler à l'avenir audit Art, aux peines portées par les Edits et Déclarations de Sa Majesté, et pour avoir travaillé, sans Titre et capacité être condamné en l'amende de 3oo l. aplicable ainsi qu'il est dit et ordonné, par lesdits Edits et Déclarations, si mieux n'ayme le dit Desgirou de la Combe se faire examiner par ledit Massonnet, en présence du Médecin Juré Royal, pour par lui, s'il est jugé capable d'exercer le dit Art de Chirurgie, prendre des Lettres à ce nécessaire dud. Sieur Massonnet, et afin qu'il n'en ignore, je lui ay parlant comme dessus laissé copie des Titres dudit Sieur Massonnet, qui sont ses Lettres de provision du premier Septembre 1730, prestation de serment fait en conséquence le dix-huit septembre audit an, en une feuille de deux timbres que de mon présent Exploit, sujet au Contrôle lesdits jour et an. *Crochet.*

Enfin la Commission tant désirée fut expédiée le 22 décembre 1731.

Commission de lieutenant du premier chirurgien du Roi à Riom (1).

« Louis par la grâce de Dieu, roi de France et de Navarre, au premier notre huissier ou sergent sur ce requis, mandons à la requeste de Me Massonnet, lieutenant de notre premier chirurgien de la Communauté des Maitres chirurgiens de notre ville de Ryom, assigner à certain et comptant jour en la grande chambre de notre Cour de Parlement à Paris, à laquelle par notre déclaration du vingt-cinq aoust mil sept cent quinze Nous avons directement attribué la connaissance de toutes les contestations concernant les droits de notre premier chirurgien et ses lieutenants, les maitres chirurgiens et sages-femmes de la ville et ressort de Ryom pour reconnaître l'exposant en lad. qualité de lieutenant, voir dire qu'il sera maintenu et gardé dans tous les droits, titres et honorifiques attribuez à sa charge, avec deffense à eux de l'y troubler, et que les statuts de la Chirurgie authorisée par nos lettres patentes seront exécutés ; Assigner pareillement ceux qui exercent l'art de chirurgie en tout ou en partie et de sages-femmes tant dans la ville et faubourg que dans l'étendue du ressort de Ryom, pour voir dire qu'ils seront tenus de représenter à l'exposant leurs lettres de maîtrise, s'ils en ont, les faire enregistrer en son greffe et payer les droits pour ce deues et s'ils n'en ont point : qu'ils seront tenus d'en prendre de l'exposant s'ils

---

(1) Arch. P.-de-D. Communauté des chirurgiens de Riom. Parchemin de 0 m. 15 sur 0 m. 32.

sont trouvés capables et que jusqu'à ce qu'ils aient satisfait, déffenses leur seront faite d'exercer led. art en façon quelconque, sous les peines et amendes portées par nos édits, déclarations et arrêts et de tous dépens, dommage et intérêts et répondre aux autres conclusions que l'exposant pourra prendre ; Déclaration que Mᵉ Daniel, François, le jeune, procureur en notred. Cour, occupera pour l'exposant en attendant la réception Mᵉ René Meslin, successeur à l'office et pratique de deffunt Nicolas Chapperon, procureur en notred. Cour, donnons pouvoir. Car tel est notre plaisir ; Donné à Paris, en notre chancellerie du Pallais, le vingt-deuxième jour de décembre l'an de grâce mil sept cent trente et un et de notre règne le dix-septième jour.

A peine en fonctions Massonnet reçut la lettre suivante du premier chirurgien du Roy :

« Je vous envoye, Monsieur, un exemplaire du reglement pour l'Académie de Chirurgie que le Roy vient d'établir à Paris, avec un programme pour le prix qu'elle propose cette année. Je vous invite à vous joindre à nous pour les progres de l'Académie ; et vous prie d'exhorter les Maîtres Chirurgiens de l'étendue de votre Lieutenance, à nous faire part de leur Decouvertes. Vous envoirez à Monsieur l'Intendant de votre Province les Mémoires que vous aurez à nous communiquer, soit observations, soit dissertations pour le prix, et vous mettrez sur l'enveloppe ces mots : Papiers pour l'Académie Roïale de Chirurgie. Je suis, Monsieur, votre très obeissant serviteur,

LAPEYRONIE

A Paris. Ce 23 janvier, 1732.

Réglement pour une Académie de chirurgie.

L'Academie sous la protection du roi, et sous l'inspection du Premier Chirurgien de Sa Majesté, observera le présent Reglement.

ART. I

L'Academie s'occupera à perfectionner la Pratique de la Chirurgie, principalement par l'Expérience et par l'Observation.

II

On n'y recevra que les Mémoires qui traiteront des Maladies Chirurgicales, ou des Operations qui pourront perfectionner la Pratique de la Chirurgie ; et pareillement des Effets des Remedes topiques, dont on aura fait usage.

III

On s'attachera principalement à recueillir les Observations ou les Histoires des différentes Maladies Chirurgicales qui auront paru extraordinaires par l'assemblage de leurs circonstances, ou pour lesquelles on aura employé des Remèdes particuliers ou des Operations nouvelles, et on recueillera toutes celles dont on pourra tirer quelque utilité dans la Pratique.

IV

Rien n'étant plus utile qu'une Histoire complète de la Chirurgie, qui contienne non-seulement toutes les Pratiques anciennes, mais encore l'Origine de celles qu'on leur a substituées, et les raisons de préférence qui les ont fait adopter, l'Academie travaillera à donner un semblable Ouvrage ; et pour y parvenir, elle commencera par faire dresser un Catalogue de tous les Livres anciens et modernes dont les Extraits pourroient servir à l'execution de son dessein.

V

Plusieurs Académiciens seront chargez de faire ce Catalogue, et de dresser le Projet de la méthode des Extraits. L'Academie statuëra sur cette méthode, et choisira tels Académiciens qu'elle jugera à propos pour faire ces Extraits.

VI

Comme il importe que l'Académie soit exactement informée des faits les plus intéressans à la Chirurgie, aussi bien que des Livres nouveaux qui y auront rapport, elle chargera un nombre d'Académiciens de former et d'entretenir des Correspondances avec les habiles Chirurgiens du Royaume, et même des Païs étrangers.

VII

Pour hâter de plus en plus le progrès de la Chirurgie et exciter l'émulation parmi les Chirurgiens de l'Europe, l'Académie proposera chaque année un prix d'une Médaille d'or qui sera donnée à celui qui au jugement de l'Académie, aura fait le meilleur Mémoire sur une Question importante de Chirurgie.

VIII

L'Academie choisira la Question dans le nombre de celles qui lui seront indiquées par les Académiciens qui auront été nommez pour les proposer ; et celle qui aura été choisie, sera annoncée au Public dans le cours du mois de Janvier de chaque année. Tous les Chirurgiens de l'Europe seront admis à concourir pour le prix ; on n'en excepte que les Académiciens ordinaires.

IX

Le Secretaire de l'Académie recevra les Mémoires jusques au dernier jour de Septembre. Chaque Auteur aura soin d'y mettre une marque distinctive, comme devise, paraphe ou signature. Cette marque sera couverte d'un papier blanc colé et cacheté, qui ne sera levé que dans le cas de préférence pour le prix.

X

La Médaille sera délivrée, ou à l'Auteur en personne, ou à celui qu'il aura chargé de la recevoir. Il sera nécessaire de représenter la marque distinctive, avec une copie nette de son Mémoire.

XI

Les Piéces qui auront remporté le prix, seront imprimées en entier. On se contentera de donner des Extraits de celles qui auront aproché.

XII

L'Académie sera composée de dix Académiciens libres, et de soixante Académiciens ordinaires, qui seront tous Maîtres Chirurgiens Jurez de Paris. Elle aura encore attention de s'associer les Chirurgiens du Royaume et des Païs étrangers, qui se distingueront le plus dans l'Art de la Chirurgie.

XIII

Il sera nécessaire de résider à Paris, pour conserver la qualité d'Académicien ordinaire. Ceux qui s'établiront ailleurs, seront mis dans la Classe des Associez ou Libres.

XIV

Le Premier Chirurgien du Roi, et celui qui sera reçû en survivance de sa Charge, seront toûjours du corps de l'Académie, et y auront la qualité de Président, dont ils feront les fonctions lorsqu'ils y assisteront.

XV

L'Académie aura six Officiers, un Directeur, un Vice-Directeur, un Secretaire, un Académicien chargé de toutes les correspondances, un Autre chargé des Extraits des Livres, et un Tresorier. Pour remplir chacune de ces Places, elle choisira chaque année par la voïe du Scrutin, trois sujets qui seront présentez au Roi ; les mêmes Officiers pourront être continuez sous le bon plaisir de Sa Majesté.

XVI

Le Président aura l'inspection sur tout ce qui regarde l'Académie. Il en dirigera les travaux ; il en fera observer les Reglemens ; il ouvrira les Séances aux heures indiquées ; il recueillera les suffrages ; il nommera les Commissaires pour l'examen des Ouvrages qui seront présentez ; il paraphera les Registres ; il visera toutes les Expéditions du Secretaire, ainsi que tous les Actes concernant la Dépense et la Recette de l'Académie.

XVII

En cas d'absence du Président, le Directeur, et à son défaut le Vice-Directeur, et au défaut de celui-ci, le Secretaire en fera les fonctions.

XVIII

Les Délibérations de l'Académie ne pourront être enregistrées, qu'après qu'elles auront été approuvées ; il suffit qu'elles soient signées par le Président et le Secretaire.

XIX

A chaque Assemblée le Secretaire sera exact à faire part à l'Académie de toutes les Lettres et de tous les Mémoires qui lui auront été adressez.

XX

Tous les Titres, Mémoires, Livres et Registres de l'Académie seront déposez dans une armoire, et demeureront à la charge du Secretaire.

XXI

Le Secretaire fera une Histoire raisonnée de tout ce qui se sera passé pendant son année d'exercice, et il en fera lecture à l'Académie au commencement de l'année suivante.

XXII

Le Trésorier sera chargé de tous les fonds, meubles et instrumens de l'Académie. Il tiendra un Registre de Recette et de Dépense, qui sera visé et paraphé par le Président. A la fin de chaque année il rendra compte de son administration, et remettra à son Successeur les fonds qui lui seront restez, ainsi que toutes les autres choses appartenantes à l'Académie.

XXIII

Lorsqu'il y aura des places vacantes, l'Académie présentera six Maîtres, entre lesquels il en sera nommé un par Sa Majesté pour remplir la Place vacante.

XXIV

Dans la nomination des Sujets, on n'aura aucun égard à l'ancienneté : on s'attachera principalement au mérite et aux preuves de zèle pour les travaux de l'Académie, et pour les progrès de l'Art.

XXV

L'Etat de ceux qui seront présentez par l'Académie pour

remplir quelqu'une des Places vacantes, sera remis au Secretaire d'Etat, ayant le Département de la Maison du Roi, qui en rendra compte à Sa Majesté ; et lorsqu'il aura fait le choix des Sujets proposez, le même Secretaire d'Etat en donnera avis à l'Académie.

XXVI

L'Académie s'assemblera régulièrement à trois heures de l'après-midi le Mardi de chaque semaine : les Assemblées dureront deux heures.

XXVII

Il y aura des Assemblées extraordinaires de trois mois en trois mois, ou plus souvent si le Président le juge à propos pour examiner les Extraits des Livres dont il a été parlé dans l'Article IV, ainsi que ceux de tous les Ouvrages qui seront présentez à l'Academie. Ces Assemblées ne seront composées que des Commissaires nommez à cet effet, et des Académiciens qui auront été chargez de l'examen de quelques Ouvrages. Tout s'y discutera avec grande attention, et tout s'y décidera à la pluralité des voix.

XXVIII

Outre les Assemblées ordinaires et extraordinaires, l'Académie fera une Assemblée publique le Mardi d'après la Trinité, dans laquelle on lira les Mémoires les plus intéressans de l'année précédente.

XXIX

Les Maîtres Chirurgiens qui ne sont point Académiciens ordinaires, étant censez Adjoints de l'Académie, seront invitez à mettre par écrit les Observations de Chirurgie qui leur paroîtront importantes, et les apporter à l'Assemblée. Ils y auront séance chaque fois qu'ils produiront des Observations ; et leurs Ouvrages avec leurs Noms seront publiez avec ceux de l'Académie.

XXX

Le Président reglera l'ordre de la lecture des Mémoires ; on les lira une premiere fois sans aucune interruption ; à la seconde lecture chaque Académicien par rang d'ancienneté

pourra faire telles Observations qu'il trouvera à propos. Les
Mémoires qui auront été lûs, et auxquels les Auteurs auront
mis la derniere main, seront remis incessamment entre les
mains du Secretaire, lequel y mettra son apostille avec la
date du jour que chaque Memoire aura été lû.

XXXI

L'Academie publiera chaque année, autant qu'il sera possible, et eu égard au nombre de pieces, celles qui lui auront
paru dignes d'être imprimées, ou en entier ou par extrait ; et
dans ce dessein elle suppliera Sa Majesté de lui accorder le
Privilege nécessaire, et de permettre qu'il soit commun aux
Académiciens qui voudront faire imprimer les Ouvrages
auxquels l'Academie aura donné son Approbation.

XXXII

Aucun des Académiciens ne pourra prendre cette qualité
dans les Ouvrages qui n'auront pas été approuvez par l'A-
cadémie ; et ceux qui contreviendront à cet article, seront
exclus de plein droit de l'Académie.

XXXIII

Les Académiciens seront tenus de se conformer exactement aux présens statuts, et à tous les autres qui pourroient
être faits dans la suite. S'il arrivoit qu'ils y contrevinssent,
le Président aura soin de les en avertir ; et en cas de réci-
dive, il y sera pourvu par l'Académie.

PREMIÈRE SÉANCE DE L'ACADÉMIE

Le 18 decembre 1731, il y eut à S. Côme une Assemblée
de Chirurgiens Jurez, convoquée par M. le Premier Chirurgien du Roi, qui y présida.

On y lut un projet de Reglement pour une Académie de
Chirurgie établie sous la Protection du Roi, et l'Inspection
du Premier Chirurgien de Sa Majesté ; ensuite une Lettre
de Monsieur le Comte de Maurepas, par laquelle il mande à

M. Mareschal, que S. M. a approuvé ce Projet ; qu'elle approuve aussi que les Assemblées Academiques de Chirurgie se tiennent conformément à ce Projet ; qu'elle a reglé le nombre des Chirurgiens de Paris, qui doivent composer cette Société Académique ; qu'elle souhaite que Monsieur Mareschal envoye à M. le Comte de Maurepas, un Etat de ceux qu'il croira à propos d'y admettre. Après cette Lettre on lût la Liste de Soixante et dix Académiciens présentez au Roi par Monsieur Mareschal. De ce nombre il y a six Officiers, sçavoir, Messieurs Petit Directeur, Malaval Vice-Directeur, Morand Secretaire, Le Dran chargé des Correspondances, Garengeot chargé des Extraits, et Bourgeois fils Trésorier. On lût enfin une Lettre de M. le Comte de Maurepas, qui mande à M. Mareschal, que Sa Majesté approuve le choix qu'il a fait, et le charge d'en donner avis à chacun des Membres.

Monsieur Mareschal exhorta ceux qui se trouveront à l'Assemblée au nombre de soixante-huit, à mériter de plus en plus par leur zèle, la Protection du Roi, qui par ce nouvel Etablissement, fait un honneur singulier aux Chirurgiens de Paris.

Avis au sujet du prix proposé par l'Académie de Chirurgie pour l'année 1732.

L'Académie de chirurgie, établie à Paris sous la protection du Roy, ayant déterminé de donner à ceux qui aspiren au Prix qu'elle a proposé pour l'année 1732, plus de tems pour travailler qu'elle n'en avoit accordé d'abord, recevra jusqu'au 31 decembre inclusivement les Memoires qui lui seront envoyez à ce sujet. Elle invite les Auteurs à soutenir leurs Raisonnements par des faits de pratique, choisis et bien averez ; et les prie de se conformer pour le reste à ce qui est porté dans le Programme qu'elle a publié en Janvier.

Prix proposé par l'Académie de chirurgie pour l'année 1732.

L'Académie de Chirurgie établie à Paris sous la protection du Roi, désirant contribuer aux progrès de cet Art, et à l'utilité publique, propose pour sujet du Prix de l'Année 1732 la question suivante :

Pourquoi certaines tumeurs doivent être extirpées, et d'autres simplement ouvertes ; dans l'une et l'autre de ces opérations, quels sont les cas où le Cautère est préférable à l'Instrument tranchant, et les raisons de cette préférence.

Ce Prix est une Médaille d'or de la valeur de deux cents livres, qui sera donnée à celui qui, au jugement de l'Académie, aura fait le meilleur Mémoire sur la question proposée.

Les Chirurgiens de tous Pays seront admis à concourir pour le prix ; on n'en excepte que les Membres de l'Académie.

Ceux qui composeront sont invitez à écrire en François ou en Latin, autant qu'il se pourra. On les prie d'avoir attention que leurs Ecrits soient fort lisibles.

Ils mettront à leur Mémoire une marque distinctive, comme Sentence, Devise, Paraphe ou Signature : et cette marque sera couverte d'un papier blanc collé ou cacheté, qui ne sera levé qu'en cas que la Pièce ait remporté le Prix.

Ceux qui travailleront pour le prix adresseront leurs Ouvrages francs de port, à M. Morand, Secrétaire de l'Académie de Chirurgie à Paris ; ou les lui feront remettre entre les mains.

Les Mémoires ne seront reçus que jusqu'au dernier jour de septembre 1732 inclusivement. L'Académie, à son Assemblée publique de 1733, qui se tiendra le Mardy d'après la Trinité, proclamera la Pièce qui aura mérité le Prix.

La Médaille sera délivrée à l'Auteur même, qui se fera connoître, ou au porteur d'une Procuration de sa part ; l'un ou l'autre représentant la marque distinctive, avec une copie nette du Mémoire.

Prix proposé par l'Académie de Chirurgie, pour l'année 1733.

L'Académie de Chirurgie établie à Paris sous la protection du Roy, désirant contribuer aux progrès de cet Art, et à l'utilité publique, propose, pour sujet du Prix de l'année mil sept cens trente-trois, la question suivante :

Quels sont, selon les differens cas, les avantages et les inconveniens de l'usage des Tentes et autres dilatans.

Ceux qui travailleront pour le Prix sont invités à fonder leurs raisonnements sur des faits de pratique choisis et bien avérés ; on les prie d'écrire en François ou en Latin, autant qu'il se pourra, et d'avoir attention que leurs écrits soient fort lisibles.

Ils mettront à leur Mémoire une marque distinctive, comme Sentence, Devise, Paraphe ou Signature : et cette marque sera couverte d'un papier blanc collé ou cacheté, qui ne sera levé qu'en cas que la Piece ait remporté le Prix.

Ils adresseront leurs ouvrages francs de port, à M. Morand, Secretaire de l'Académie de Chirurgie à Paris ; ou les lui feront remettre entre les mains.

Les Chirurgiens de tous Pays seront admis à concourir pour le prix ; on n'en excepte que les Membres de l'Académie.

Le Prix est une Médaille d'or de la valeur de deux cens livres, qui sera donnée à celui qui, au jugement de l'Académie, aura fait le meilleur Mémoire sur la question proposée.

La Médaille sera délivrée à l'Auteur même, qui se fera connoître, ou au porteur d'une Procuration de sa part ; l'un ou l'autre représentant la marque distincte, avec une copie nette du Mémoire.

Les ouvrages ne seront reçûs que jusques au dernier jour de l'année 1733, inclusivement.

L'Académie, à son assemblée publique de 1734, qui se tiendra le Mardy d'après la Trinité, proclamera la Piece qui aura merité le Prix.

M. vous estes prié de faire part de ce programme a tous les chirurgiens de votre ressort.

**

Massonnet continuait entre temps sa campagne contre l'exercice illégal de son art et à son instigation M. du Fraisse du Chey a adressé à ses sous-ordres la circulaire qui suit :

A Riom, ce 2 juillet 1733.

Je vous envoye, Monsieur, un Exemplaire en Placard
d'un Ordonnance renduë sur la Requête du Sieur Massonnet, établi par M. le Premier Chirurgien du Roy, Lieutenant
des Chirurgiens dans le Ressort de cette Sénéchaussée d'Auvergne. Vous aurez soin de le faire afficher, et d'en faire
connoître les dispositions à tous ceux qui exercent l'Art de
Chirurgie dans le Territoire de vôtre Justice, afin qu'ils se
conforment aux Statuts et Reglemens Royaux sur le fait de
la Chirurgie, aux peines portées par lad. Ordonnance. C'est
le seul moyen de prévenir tous les grands inconvéniens aus-
quels chacun est exposé journellement par l'impéritie de
ceux qui s'immiscent sans aucun pouvoir de travailler du
dit Art.

Je suis très parfaitement, Monsieur, Vôtre très-humble
et très-obéissant Serviteur,

Dufraisse-Duchet.

Et il assignait tous ceux de ses confrères qu'il soup-
çonnait d'exercer irrégulièrement la chirurgie.

Nous rapportons l'assignation qu'on va lire à titre
d'exemple :

**A Monsieur, Monsieur le grand Séneschal d'Au-
vergne, ou Monsieur son lieutenant Général.**

Supplie humblement Jean Massonnet, Lieutenant du premier Chirurgien du Roy, en la Communauté des Maîtres
Chirurgiens de cette Ville, et Ressort de vôtre sénéchaussée ;
disant, que Sa Majesté étant informée des grands abus qui
se commettent dans l'Art de Chirurgie par l'ignorance de
ceux qui l'exerçent sans capacité ; a par Edit du mois de
septembre 1723, chargé le Sieur Mareschal, son premier
Chirurgien, de commettre dans chaque Communauté des Maîtres Chirurgiens où il y a Archevêché, Evêché, Parlement-
Chambre des Comptes, Cour des Aydes, Bailliages et Séné-

chaussées, un Lieutenant à l'effet de recevoir les Aspirans, d'examiner les Titres de ceux qui travaillent audit Art, pour sçavoir s'ils sont en bonne et due forme, et pour par lesdits Lieutenans donner des Lettres s'ils sont jugés capables.

Le Suppliant a été commis dudit Sieur Mareschal pour son Lieutenant en ladite Communauté, suivant les Lettres de Provision du premier septembre 1730. Et comme le devoir de sa Charge l'oblige de remédier aux abus qui se commettent journellement : Néanmoins, quelque attention qu'il y porte, il n'a point pu y suffir par le refus que font les Chirurgiens, ou se disant tels, de lui exhiber des Titres en vertu desquels ils travaillent.

Et comme ce refus ne tend à autre fin qu'à continuer à travailler sans capacité, et par ce moyen tromper la foi publique ; le Suppliant est bien fondé de demander qu'il soit fait deffenses à tous Chirurgiens de vôtre Ressort, de travailler à l'Art de Chirurgie, sans avoir exhibé au Suppliant du Titre en vertu duquel ils travaillent : Et qu'ils soient, conformément audit Edit, condamnés en l'amende de Cinq cens livres, et aux dépens, dommages et intérêts du Suppliant, pour avoir travaillé sans Lettres.

Ce considéré, Monsieur, après qu'il Vous appert de l'Edit ci-joint, et des Provisions du Suppliant données en conséquence, il Vous plaise faire deffenses à tous Chirurgiens de vôtre Ressort, de travailler à l'avenir à l'Art de Chirurgie, à peine de Cinq cens livres d'amende, sans avoir par au préalable justifié au Suppliant du Titre en vertu duquel ils travaillent à l'Art de Chirurgie ; sommation néanmoins faite d'en justifier ; comme aussi permettre au Suppliant de les faire assigner à bref délai pardevant Vous, pour être condamnés en l'amende de Cinq cens livres, applicable ainsi qu'il est dit et ordonné, et en ses dépens, dommages et intérêts, pour avoir travaillé sans Titre, si mieux n'aiment lesdits Chirurgiens se faire examiner, et prendre des Lettres du Suppliant, s'ils sont jugés capables ; et attendu ce dont il s'agit, ordonner que vôtre Ordonnance qui interviendra sera exécutée nonobstant oppositions ou appellations quelconques, luë et publiée ; Et Vous ferez bien.

Veu la Requête, nôtre Ordonnance de soit montré au Pro-

cureur du Roy, de cejourd'hui, ses Conclusions, les Provisions du Suppliant du premier Septembre 1730, registrées
au Greffe de Police de ce Siège, les Statuts et Reglemens
pour les Chirurgiens des Provinces du Royaume, la Decla-
ration du Roy du 24 Février de ladite année, et l'Arrest
du Parlement du 13 Août 1731, qui en ordonne l'exécution :
Nous avons permis au Suppliant de faire assigner devant
Nous tous Particuliers exerçant la Chirurgie dans nôtre
Ressort, pour representer leurs Titres et capacité, et procéder sur les autres fins et conclusions de ladite Requête, ainsi
que de raison ; et jusqu'à ce, leur faisons deffenses, sous
les peines de Cinq cens livres, et autres portées par lesdits
Statuts, d'exercer ledit Art de Chirurgie. Et sera la présente
Ordonnance exécutée nonobstant oppositions ou appellations
quelconques, luë, publiée et affichée où il appartiendra. Fait
ce dix-neuvième jour du mois de Janvier mil sept cens trente
trois.

Signé, Geslin, Lieutenant General. *Et plus bas, Par
Mondit Sieur ;* Morand, Secretaire.

Scellé à Riom par Chauty pour Legat, qui a reçû trente
sols, le 20 Janvier 1733, Epices, douze fois.

L'an mil sept cens trente-trois et le vingt deux jour de juillet Je Jean Morand huissier audiancier en la Senechaussée
d'Auvergne et siège prés. de Riom et présidant soubsigné
certifie à Vous Monsieur le Grand Sénêchal d'Auvergne,
ou Monsieur vôtre Lieutenant General, qu'à la Requête de
M⁰ Jean Massonnet, Lieutenant du premier Chirurgien du
Roy, en la Communauté des Mᵉˢ. Chirurgiens de la Ville de
Riom et Ressort de ladite Sénêchaussée, lequel fait élection
de domicile en sa maison en ladite Ville, et constituë pour
son Procureur M⁰ Pierre Petit ; me suis transporté au
domicile de Claude Pugeaud Camut travaillant à l'Art de Chirurgie, Habitant de Langat comprit en cette ville de Riom
parlant à sa personne auquel parlant, je lui ai signifié et fait
sçavoir la Requête à Vous Mondit Sieur présentée par ledit
Massonnet, et vôtre Ordonnance diffinitive intervenuë
le 19 Janvier 1733, scellée à Riom le 20 dudit mois audit

an par Chauty pour Legat ; en conséquence lui ai fait deffenses de travailler à l'Art de Chirurgie, aux peines portées par ladite Ordonnance, et pour voir adjuger audit Sieur Massonnet le surplus des fins et conclusions prises par ladite Requête, je lui ai donné Assignation à la huitaine par devant Vous Mondit Sieur, et pour être en outre condamné aux dépens ; à ce qu'il n'en ignore, je lui ai, parlant comme dessus, laissé copie tant de ladite Requête, Ordonnance cidessus datée, que de mon présent Exploit sujet au Controlle lesdits jour et an.

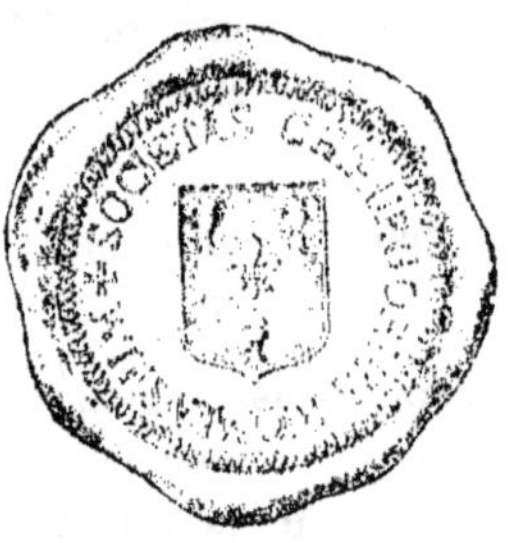

Sceau de la Corporation des chirurgiens de Riom. (1)
[Collection de feu M. de Brisson de La Roche, de Saint-Flour]

(1) Cf. Bulletin de la Société française d'histoire de la Médecine. T. V, p. 372, planche III. 1906.

Massonnet continuait toujours la répression de
l'exercice illégal de la chirurgie dans son ressort.

Du 5ᵉ juillet
1735

Marc-Antoine Geslin, conseiller du Roy, lieutenant général en la sénéchaussée d'Auvergne et siège présidial de
Riom. Salut scavoir faisons que vu le défaut pris au Greffe
par Jean Massonnet, lieutenant du premier chirurgien du
Roy dans le ressort de ce siège, demeurant en cette ville de
Riom demandeur aux fins des exploits et de la requête des
quatrième, cinquième et sixième octobre mil sept cent trente
un et vingt-deuxième juin mil sept cent trente cinq, lesdits
exploits signés Pallier, Ducquet et Lachaize, sergents, controllés à Allanche et Marcenat par Maigne et Tournadre com-
parant par maître Pierre Petit, son procureur, d'une part,
contre Antoine Balfoy, demeurant à Marcenat, Antoine Lacoste,
demeurant à Egliseneuve, Pierre Barcelas père et François
Barcelas fils, demeurant à Condat, tous déffendeurs et déf-
faillants faute de comparoir ny procureur pour eux d'autre.
— Vû le défaut, les exploits des demandes cy-dessus dattées
signés et controllés, quatre cédules et quatre petits défauts
des premier et quatre septembre mil sept cent trente quatre,
signés : Dubreul; trois expéditions de défauts interlocutoires dattées les unes comme les autres du même jour premier septembre mil sept cent trente quatre, expédition d'autres défauts interlocutoires du sixième du même mois, scellés
en cette ville par Bonneton, pour légats, par lesquels il est
ordonné que dans la huitaine à compter du jour de la signification d'iceux les dits déffendeurs justiffieroint du titre en
vertu duquel ils exercent l'art de chirurgie, autrement et

faute de ce faire, qu'il sera fait droit sur les demandes portées par lesdits exploits. Les exploits de signification desdits
défauts interlocutoires dattés du vingt-huitième septembre
mil sept cent trente quatre, controllés à Marcenat par Tournadre, contenant sommation de satisfaire aux dittes sentances par défauts, et la requette à Nous présentée par le demandeur tendante à ce que faute par les deffendeurs d'avoir
satisfait à nos dittes sentances, il nous plaize luy adjuger
les fins et conclusions permises par les dits exploits de demande aux dépens, et qu'attendu ce dont il s'agit qu'il soit
ordonné que notre sentance sera exécutée nonobstant et
sans préjudice de l'appel, au bas de laquelle ditte requette
est notre ordonnance du vingt deuxième juin mil sept cent
trente cinq, qui joint laditte requette à la demande principalle pour en jugeant y être fait droit ainsy qu'il appartiendra, et les conclusions des Gens du Roy, ouy le rapport de
maître Bruyas, conseiller, droit a été fait comme s'ensuit :
Nous avons donné défaut contre lesdits Baffoy, Lacoste et
Barcelas faute de comparoir, n'y procureur pour eux, que déclarons bien passé et observé et pour le profit d'icelluy faute
par eux d'avoir satisfait à nos sentances des premier et
sixième septembre mil sept cent trente quatre, leur faisons
déffenses de plus travailler à l'avenir à l'art de chirurgie
aux peines portées par les édits et déclarations de Sa Majesté et pour avoir travaillé sans titre de capacité les condemnons chacun en l'amande de trois cents livres applicable ainsy qu'il est ordonné par lesdits Edits et Déclarations,
si mieux ils n'aiment se faire examiner par ledit Massonnet
demandeur en présence du Médecin-juré royal pour, par
eux s'ils sont jugés capables d'exercer ledit art de chirurgie,
prendre dudit demandeur des lettres à ce nécessaires, les
condemnons en outre aux dépens chacun à leur égard même
en ceux reservés par nos dittes sentances des premier et
sixième septembre mil sept cent trente quatre, suivant la taxe
qui en sera faite par le conseiller rapporteur, et attandu ce
dont il s'agit sera la présente sentance exécutée nonobstant
et sans préjudice de l'appel. Fait et jugé en la chambre du
conseil le cinquième juillet mil sept cent trente cinq. Mandons au premier huissier, sergent royal, ou autre sur ce

requis ces présentles mettre à exécution selon leur forme
et teneur de ce faire donnons pouvoir. Donné à Riom, sous
le scel Royal de laditte sénéchaussée d'Auvergne, lesdits
jour et an, cinquième juillet mil sept cents trente cinq.

Bourgas.

*Scellé à Riom le septième juillet 1735. Reçu trente
sols* (1).

Bonneton.

Assignations semblables étaient lancées contre le sieur
Sardourny, chirurgien d'Osat, le 1ᵉʳ octobre 1736 ; et
contre le sieur Chalier, chirurgien de Brassac, le même
jour (2), etc., etc.

Il s'attaqua même aux divers ordres monastiques qui,
sous prétexte de charité, exerçaient illégalement l'art de
la chirurgie, et il reçut à ce sujet une lettre de Lapeyronnie, où le premier chirurgien du Roi l'approuvait
et l'encourageait en ces termes (3) :

A Paris, le 23 novembre 1737.

Je ne puis, Messieurs, que vous approuver de vostre attention à maintenir les Réglements et vous exhorter de continuer de mesme à l'avenir. Je vous rendray bien volontiers à
cette occasion tous les services qui pourront dépendre de
moy ; et à l'égard du Frère Henry, j'auray l'honneur d'en
écrire à M. l'Intendant pour le prier de vous accorder sa protection et pour qu'il veuille bien donner des ordres à ce
religieux de se renfermer dans les bornes de son état.

Conformément aux lettres patentes du mois de septembre
1724. Je serai toujours disposé à vous accorder tous les

---

(1) *Scellé en parchemin.*
(2) *Nous possédons les deux originaux et les assignations.*
(3) Arch. P.-de-D. Communauté des chirurgiens de Riom. Sceau
en cire rouge aux armes de Lapeyronnie : D'azur, à la bande
d'argent, chargée de trois poires feuillées de gueules.

secours qui pourront dépendre de moy pour le bien de la chirurgie et pour celui de votre communauté.

Je suis très parfaitement, Messieurs, votre très humble et très obéissant serviteur.

LAPEYRONNIE.

Mrs les maîtres Chirurgiens de Riom.

Suscription : A Monsieur
Monsieur Massonnet
lieutenant de M. le prof. chirurg. du Roy,
à Riom.

Brevet de maître chirurgien de la Communauté de Riom (1).
(1759)

CHARLES VERNIOL, maître en chirurgie à Riom, lieutenant de Monsieur le Premier Chirurgien du Roy en lade Ville et faubourg d'icelle, à tous ceux qui ces présentes lettres verront Salut. Scavoir faisons que sur la requette à nous présentée par Joseph Marsinon fils à Charles et à demoiselle Clémense Geille ses père et mère, âgé d'environ trente un an suivant son extra-baptistaire en datte du 11 octobre 1727, natif de la ville de Clermont, faisant profession de la religion catholique apostolique et Romaine suivant le certificat de vie et mœurs contenant qu'il a exercé de la chirurgie soit dans la ville de Clermont soit dans les hôpitaux militaires suivant les certificats à lui donnés pendant nombre d'années avec honneur et distinction ainsy qu'il parrait par les certificats en datte des 2 septembre 1749, et 1er janvier 1754, le premier signé de M. Blancheton, maître chirurgien de la ville de Clermont et chi-

---

(1) *Archives du docteur Emile Roux, de Saint-Nectaire.* — Original en parchemin.

rurgien en chef de l'Hôtel-Dieu de lad. Ville et le second de M. Trecourt docteur en médecine à Issoire et correspondant de l'Académie royale de chirurgie et chirurgien du régiment de *Lyonnois;* approuvé par Mre Serray lieutenant colonel du dit régiment. Il nous auroit requis de luy accorder nos lettres de M^e chirurgien pour le bourg de Sauriest seulement, et non ailleur. Sur laquelle requette, après avoir vu l'extrait baptistaire du supliant, certificat de vie et mœurs, Nous avons ordonné que led. Marsinon se présenterait ce jourd'huy 1er février 1759 en la chambre de Saint-Côme où estant comparu, conduit et présenté par Me Amy, M^e en chirurgie de cette ville, Nous l'avons interrogé et examiné, fait interroger et examiner par le Prévost en charge et le doyen de la communauté des M^es en chirurgie de cette dite Ville sur les saignés, les apostemes, ulcères et médicaments.

Ensuite duquel examen ledit Marsinon retiré, sur l'avis de l'assemblée qui l'a jugé capable Nous avons ledit Marsinon reçu et admis, recevons et admettons M^e chirurgien pour led. bourg de Sauriest, y exercer l'art de la chirurgie, prendre enseigne, jouir des mêmes droits et privilèges dont jouissent ou doivent jouir les autres maîtres reçus par nous ou nos prédécesseurs pour le bourg de Sauriest, à la charge de ne pouvoir s'établir ailleurs sans notre permission par écrit et que dans les opérations decizives il sera tenu d'appeler un maitre de cette communauté pour luy donner conseil à peine de nullité des présentes, à la charge pareillement de ne pouvoir prendre aucun apprentif n'y alloüe à peine de 5 l. d'amende et de 200 l. de dommage interest conformement à l'art. XXXV des statuts et de soigner les pauvres gratuitement et avons dudit Marsinon pris et receue le serment en ce requis en témoin de ce nous avons signé ces présentes et a ycelles fait apposer le cachet de nos armes et contresigné

par le commis greffier. CE FUT FAIT ET DONNÉ en notre
chambre de juridiction ordinaire le premier février
mil sept cent cinquante neuf et à la minute ont signé
M° Viallette, greffier de M^re le premier chirurgien du
Roy, prévost en charge, M° Malbet, doyen de la communauté des M^es en chirurgie de cette ville et M° Amy,
tous maitres en chirurgie de lad. ville et Marsinon
M° chirurgien.

Verniol.

Par mondit sieur
DUBREUIL.
C. M.

Contrat d'apprentissage en chirurgie (1)
(14 novembre 1760)

Par devant les notaires royaux en la sénéchaussée
d'Auvergne et siège présidial de la ville de Riom y ré-
sidents soussignés, furent présents M° François-Xavier
Viallette, maitre en chirurgie habitant de cette ville de
Riom, greffier de M^r le premier chirurgien du Roy et
prévost des maitres en chirurgie de cette ville et chirurgien des hôpitaux de cette dite ville d'une part ;

Et Sieur Nicolas-Antoine Roudelle de Lavergniolle,
fils à déffunt Michel, chirurgien habitant du lieu de
Verghas et M° Jean Breschard, son beau-frère, notaire
royal et châtelin en la châtelenie de La Carte demeurant au lieu de Verghas en son nom et pour authori-
ser led. Roudelle son beau frère, d'autre part,

Lesquelles parties sont convenues du brevet d'apprentissage qui suit, scavoir que led. Sr Viallette a
promis prendre et recevoir en sa maison et compagnie

---

(1) *Arch. du docteur E. Roux, de Saint-Nectaire.* Original en
papier.

led. Sr Roudelle pour son apprentif pendant l'espace de deux années consécutives, qui prennent cours de ce jour et finiront à pareil pour lesd. deux années expirées et pendant led. temps de le nourrir à sa table, luy apprendre et enseigner son art de chirurgie du mieux qu'il luy sera possible et le traiter humainement comme il convient ; de la part dud. aprentif il a promis de travailler avec assiduité et sans aucunes pertes de temps pendant le temps cy-dessus expliqué pour le profit dud. Sr Viallette, de luy obéir et à son épouse en tout ce qu'ils lui commanderont de licitte ; de la part du Sr Breschard il a respondu de la fidélité dud. aprentif et a promis de luy faire rendre le service cy-dessus : convenu entre les parties que en cas de maladies ou absence légitime de la part dud. apprentif il sera tenu de remplacer après l'expiration desd. deux années, le temps qu'il aura perdu et que en cas d'absence illégitime ou qu'il vient à prendre le partie des armes il sera permis au Sr Viallette de prendre une aide aux frais et dépense desd. Srs Roudelle et Breschard. Ce brevet fait et consenti aux conditions cy-dessus et moyennant la somme de 350 l. En déduction de laquelle il en a esté présentement payé aux vues des no^res par led. Sr Breschard de ses derniers aud. Sr Vialette celle de cinquante livres dont quitte ; à l'égard de la somme de 300 l. restant à payer et porter aud. Sr Viallette sçavoir cent livres à Notre-Dame de septembre prochaine, pareille somme à semblable feste suivante et les cent autres livres restant à la même feste l'année d'après à quoy faire ils s'obligent solidairement l'un pour l'autre, l'un d'eux seul pour le tout ; au moyen du payement de lad. somme led. Sr Viallette demeure chargé des frais d'enregistrement des présentes et autres revenant à la communauté des maitres en chirurgie de cette ditte ville : est convenu que au cas que ledit apprentif vienne à quitter led. Sr Viallette ou à décéder dans le courant de la première année les pensions seront réglées au Sr Viallette à raison de 3o l. par mois, de plus que pendant à compter de ce jour ledit apprentif sera libre de sortir de chez led. Sr Viallette, s'il ne trouve pas la profession convenable en payant la somme de trente livres pour pension dud. mois. Finalement après l'expiration du présent brevet led. apprentif sera tenu de rester pendant six mois chez led. Sr Viallette en qualité d'aide sans pouvoir exiger aucune atribution, dans le cas seulement que led. Sr Viallette eut grand besoin de son secours. Fait et passé à Riom, étude de Moranges, l'un des notaires soussignés, en présence de M. Charles Vergniol, lieutenant du premier chirurgien du Roy et l'un des maitres de cette ville soussigné avec les parties, le 14 novembre 1760 avant midy ; à la minute ont signé : Viallette, Roudelle, Breschard, Vergniol, Moranges et son confrère, no^{res} royaux, Controllé à Riom le même jour, reçu cinq livres. Signé : Blanc.

Requête pour obtenir l'autorisation de vendre une antidote dans la ville de Clermont-Ferrand en 1723 (1).

A Monsieur,

Monsieur le Lieutenant Général en la Sénéchaussée d'Auvergne, à Clermont.

Supplient humblement Claude Guérin, opérateur, disant que le sieur Gérauldy seroit pourvu de la lettre pattante accordée par Sa Majesté pour, par luy vendre et faire vendre à Paris ou autres lieux du Royaume une antidote triacalle, et comme le sieur Gérauldy auroit subrogé à M. Clau-

---

(1) Arch. P.-de-D., *Présidial de Clermont, liasse 525.*

de Guérin, supliant, le privilège à luy accordée pour deux années par acte reçu par Touvent et Rabouine, conˢⁱ du Roy, nottaires à Paris, le vingtième février 1723, en ce du jour de la passation du dit acte, et comme le supliant désire desbiter led. antidote triacalle en cette ville et que mesme il auroit obtenu une permission de Monseigneur le Duc de Bouillon pour y erriger un théâtre et y jouer des farces et vendre une antidote du contrepoison, et pour en obtenir la permission il vous donne la présente requeste pour y estre pourvueu.

Ce considéré, Monsieur, après qu'il vous parroist des lettres pattantes accordées audit sieur Girauldy par Sa Majesté, et de la subrogation faitte dud. privilège au supliant par led. Girauldy, comme aussi du privilège de Monsieur le Duc de Bouillon. Le tout cy dessus, il vous plaira permettre au supliant de s'établir en cette ville de Clermont pour y faire les fonctions d'opérateur, vendre une antidote triacalle et à cet effet erriger un théâtre à la place ordinaire, pour y jouer des farces et y vendre l'antidotte du sieur Gérauldy aux offres que fait le supliant de ne vendre d'autres boettes que celles qui seront par vous cachetées, et de traiter les pauvres nécessiteux gratis, en par eux rapportant une ordre de vostre authorité ; faire déffences à toutes personnes de quelles qualités et conditions qu'ils soyent de troubler le supliant dans ses fonctions à peine de cinq cents livres d'amande et de tous dépans, dommage, intérêts et votre ordonnance exécuttée monobstant opposition ou appellation. Et sera bien (1).

GUÉRIN.

---

(1) Il fut défendu au sieur Guérin de vendre son antidote thériacale jusqu'à ce qu'il ait prouvé qu'elle était bien celle du sieur Gérauldy, et eût obtenu, en sa faveur, confirmation de brevet de ce dernier.

Réception de Me André Bompart, fils à Gilbert, en l'art d'apothicaire (1).

Du 23 may 1724.

Aujourd'huy vingt-troisième jour de may mil sept cent vingt-quatre, devant Nous Jean Dufour, chevalier, seigneur de Villeneuve et autres lieux, conseiller du Roy en ses conseils, lieutenant général civil et de Police en la sénéchaussée et siège Présidial de Clermont, seul et unique juge des jurandes de lad. ville ; adsisté de Me Denis Imbert, notre greffier, est comparu André Bompart, fils à défunt Gilbert Bompart, vivant marchand apothicaire de cette ville de Clermont, lequel adsisté de Me Jacques Quintat, son procureur, nous a dit et remontré en présence du procureur du Roy et de Me Emmanuel Gaumet, conseiller, médecin du Roy, et Pierre Groslier, un des maîtres jurés apothiquaires et députés du corps des maîtres jurés apothiquaires de cette ville de Clermont, qu'il a fait son apprentissage audit art d'apothiquaire en la boutique dud. deffunt Bompart son père depuis lequel tems il a travaillé ès villes de Paris, Dieppe, Lyon, Grenoble et autres bonnes villes du royaume, où il s'est rendu capable dudit art, ainsi qu'il sera certifié par lesd. Gaumet et Groslier, ès présence desquels il a été examiné. C'est pourquoi il nous auroit requis vouloir le recevoir et *agréger* au nombre des maîtres jurés apothiquaires de lad. ville.

A quoi lesd. Gaumet et Groslier ont dit ne vouloir s'opposer ; à la charge pour ledit Bompart de payer les droits portés par les réglements de lad. jurande et après que serment par eux presté au cas requis.

Ils ont dit estre certains de la probité dud. Bompart aspirant et que ayant esté examiné sur l'élection, préparation et mixtion des médicaments pendant trois jours, il y a suffisament satisfait et à fait un chef d'œuvre, qui lui a esté prescrit, appellé *La Bénédicte laxative*.

et conformément à leurs statuts qu'ils ont jugé estre faict suivant led. art, et Pour ce faisant droit aud. requisition après que le procureur du Roy y a consenti et adhéré, avons aud. Bompart pris et reçu le serment au cas requis

---

(1) Arch. P.-de-D., *Présidial de Clermont*, liasse 525.

par lequel il s'est soumis de vivre ou mourir en la foy, religion catholique, apostolique et romaine, fidélité au service du Roy. Nous porter honneur et respect, obéir à nos ordonnances, garder et observer exactement les statuts et règlement de lad. jurande et maîtrise et se comporter en homme de bien et d'honneur en l'exercice dud. art ; en conséquence de quoy l'avons reçu et agrégé au nombre des maîtres jurés apothiquaires, luy permettons de tenir boutique ouverte tant en cette ville que faubourgs, d'assister aux assemblées du corps de lad. jurande, jouir des droits et proffits y attribués ainsy et de mesme que les autres maîtres jurés, auxquels en particulier et à tous autres en général faisons défense de le troubler, à peine d'amande, dépens, dommage et intérest, en payant par le dit Bompart les dits droits portés par lesdits règlements ; de tout quoi lui avons octroyé acte et nous sommes soubsignés après le procureur du Roy lesd. Goumel, Groslier, Bompart, Quinsat et notre greffier lesdits jour et an.

Suivent les signatures.

Scellé à Clermont, vingt-neuf may 1724,
reçu trente sols.

Bréteau.

[En 1779, le sieur Bompart et son fils adressèrent une requête à l'Intendant pour obtenir la fourniture des drogues et médicaments nécessaires aux prisonniers moyennant 400 l. annuelles, ne laissant que les choses absolument chirurgicales au sieur Charles Jaladon, maître-chirurgien de Clermont. L'intendant refusa et Jaladon continua de remplir ces fonctions auprès des prisonniers avec un traitement annuel de 500 l. Son collègue de Riom, le chirurgien Gaspard Mazurs, touchait 700 l. pour les mêmes fonctions et celui d'Aurillac, Revel, maître chirurgien, avait à peine 300 livres par an (1).]

(1) Arch. P.-de-D., C. 5071 et 5072.

État des médecins et chirurgiens attachés aux hôpitaux des principales villes de la généralité de Riom, après 1771 (1).

CLERMONT. — A l'Hôtel-Dieu : Le collège de médecine et le sieur Bonnet, chirurgien. *Observation :* les médecins du collège font le service par quartier.

RIOM. — A l'Hôtel-Dieu : Le collège de médecine, le corps des chirurgiens. *Observation :* les médecins du collège font le service par quartier.

ISSOIRE. — A l'Hôpital : Le sieur Brès, médecin, et le sieur Lautard, chirurgien, qui ne sait que soigner et panser une plaie. *Observation :* le médecin est déjà correspondant de la Société royale de médecine.

BRIOUDE. — A l'Hôpital : Le sieur Cougnet, médecin, correspondant de la Société royale de médecine, et les sieurs Bourleyre, oncle et neveu, chirurgiens.

SAINT-FLOUR. — A l'Hôpital : Le sieur Moisset, médecin, correspondant de la Société royale de médecine et le sieur Chauson, chirurgien.

AURILLAC. — A l'Hôpital : Les sieurs Roquier et Brioude, ce dernier est correspondant de la Société royale de médecine.

AMBERT. — A l'Hôpital : Les sieurs Gourbeyre et Artaud. Il n'y a pas de chirurgien affecté à cet hôpital. Lorsque le ministère d'un chirurgien est nécessaire aux malades de cette maison, le médecin qui est de quartier appelle celui qui luy plaît.

BILLOM. — A l'Hôpital : Les sieurs Advinent et Laval. Le médecin est déjà correspondant de la Société royale de médecine.

THIERS. — A l'Hôpital : Les sieurs Mignot de Genlty et Constans, ce médecin est déjà correspondant de la Société royale de médecine.

---

(1) Arch P.-de-D., C. 1393.

Attestation de médecins déclarant que Jean-Charles de Chabannes, baron de Saint-Angeau, est dans l'impossibilité de faire son service du ban et arrière-ban pour cause de maladie (1).

Murat, 3 août 1635.

Nos subscripti medici *a generosissimo domino de Saint-Angeau Curton* (2), apud Arvernos Citeriores degente, atque in presente tempore graviter laborante vocati ad ejus subsidium, omnibus et singulis, ad quos pertinebit, presentes litteras inspecturis testamur perillustrem dominum à multis annis recentissime vero tot tantisque cruciatibus nephriticis ab ulcerosa renum indispositione lithiasi multiplici complicata fatigatum, vel etiam sub lenissimo corporis motu, ut tanquam impotens, atque potius semi mortuus ut plurimum inter medios dolorum labores nullis domesticæ rei negotiis ne præscripto a nobis summo profuturo exercitio satisfacere possit.

Ita ut prædictum dominum de Sainct-Angeau (3) sic laborantem ad omnia belli munera subeunda pro mandato regio prorsus ineptum cuivis indicare facile sit.

Datum Murati (4), anno Domini millesimo sexentesimo trigesimo quinto, tertio calendas Augusti.

GESTON, *docteur-médecin.*

DANTY.   RECODERC.

---

(1) Arch. du château de Lapalisse (Allier), sac I, cote 64, n° 9, *original sur papier signé.*

(2) Jean-Charles de Chabannes, troisième fils de François Ier de Chabannes et de Renée du Prat, d'abord seigneur de Saint-Angeau, puis après la mort de ses frères aînés, marquis de Curton, comte de Rochefort, baron de Madic et d'Aurière, vicomte de La Roche-Marchal. Il épousa le 28 juin 1607 Louise de Margival et mourut âgé de 86 ans, en 1655.

(3) Saint-Angeau, château situé dans la commune de Riom-ès-Montagnes (Cantal).

(4) Murat, chef-lieu d'arrondissement du Cantal.

TABLE

—

TABLE DES GRAVURES

—

Poitiers. — Imprimerie Blais et Roy, 7, rue Victor Hugo,

9 782329 293646